＼頭痛／　＼肩こり／　＼腰痛／

しつこい痛みを自分で改善！

1日1分ストレッチ

福島一隆・友広隆行
Kazutaka Fukushima　Takayuki Tomohiro

SOGO HOREI PUBLISHING CO., LTD

痛みがやわらいだ！　体験者の声

BEFORE

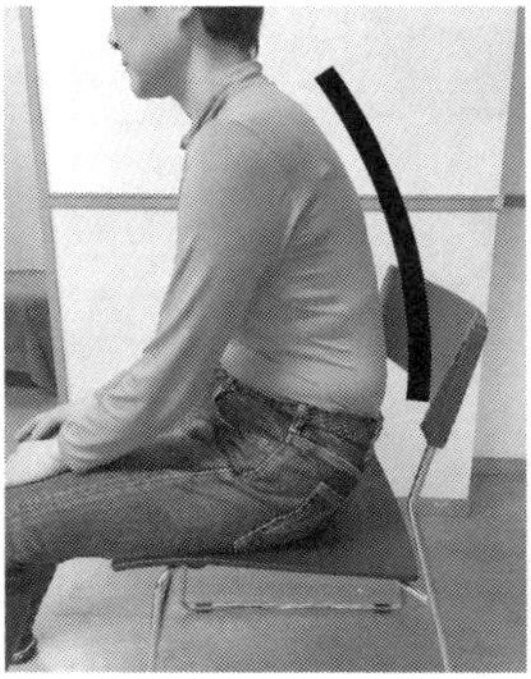

AFTER

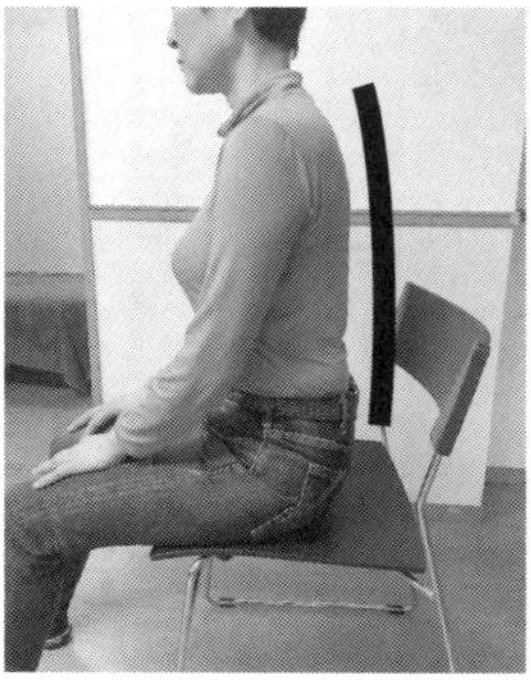

姿勢が良くなったら、腰痛がなくなり、ウエストが7.4㎝も減りました！（50代女性）

30代の頃から、慢性的な腰痛持ちでした。夜になると痛み、眠れないこともありました。しかし、お腹を凹ませる「ドローイン」を始めてから姿勢が良くなり、いつの間にか眠れるように。腰痛もなくなり、ウエストも、１ケ月で7.4㎝減っていました！

痛みがやわらいだ！　体験者の声

体幹の軸が定まり、肩が軽くなりました！（30代女性）

パソコンで仕事をする時間が長いので肩がこり、毎日肩にしっぷを貼っていました。でも「おむすび体操」や「肩回し運動」をするようになってから、肩がふっと軽くなり、しっぷがなくても痛まないようになりました！　おむすび体操、おすすめです。

BEFORE

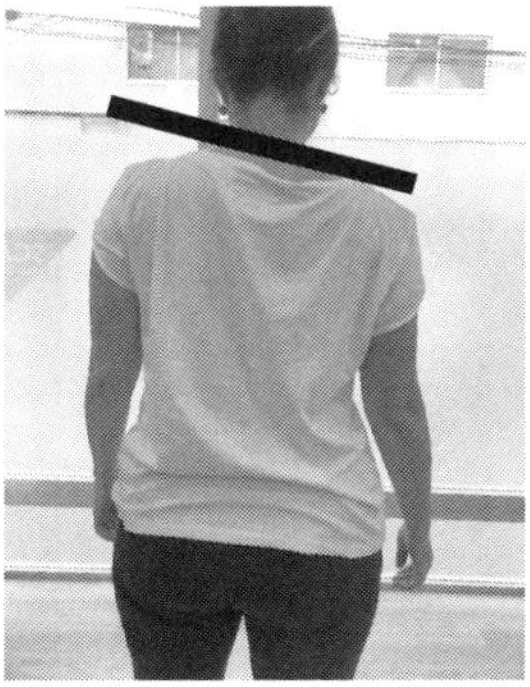

AFTER

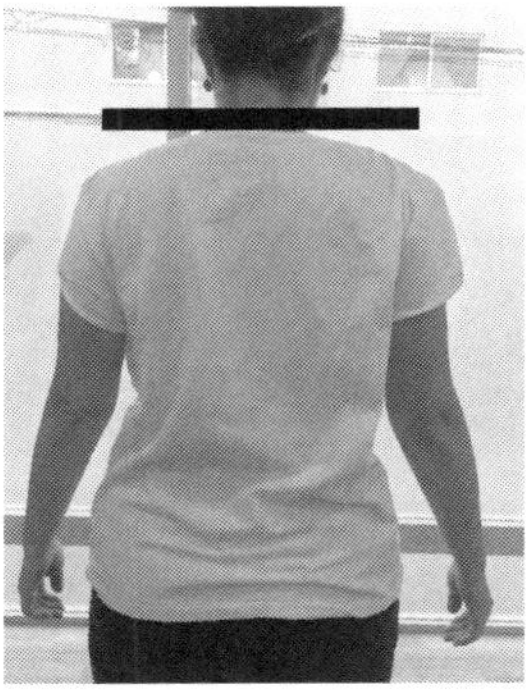

最初に、自分の痛みの原因を探ってみましょう。
次の２種類のリストを見て、当てはまる項目にチェックを入れてください。

チェックリスト【A】

- □ 1 頭痛のとき、こめかみあたりに痛みを感じる
- □ 2 耳の前や裏の付け根あたりに痛みを感じる
- □ 3 起床時や仕事の後、頭・顎に疲れた感じがある
- □ 4 口を大きく開けたとき指が２本しか入らない、または４本入る
- □ 5 鏡で見ると、口が下にまっすぐ開いていない（下アゴがいったん右か左にずれてから開く）、またはアゴの付け根からガクガク音がする
- □ 6 口角など、顔が左右対称的でない
- □ 7 噛み合わせが悪い、または正しい噛み場所がわからないと感じる
- □ 8 棒状に丸めたティッシュを横向きに５〜10分間、ゆるく噛んだ後、歯をカチカチすると噛み合わせに違和感がある
- □ 9 過去に虫歯、矯正など様々な歯科治療を受けたことがある、または現在、歯の治療をせずに放置している
- □ 10 頭やアゴの横を強く打ったことがある

チェックリスト【A】は、頭痛や肩こりの原因を探るもの、チェックリスト【B】は、痛みを引き起こす筋肉のコリ具合を探る質問です。

チェックリスト【B】

- □ 1 30秒間、片足立ちを保てない
- □ 2 気がついたら足を組んでいる。足を組んだほうがラクに座れる気がする
- □ 3 座っているときに背中が丸くなっている（猫背である）
- □ 4 電車やバスで空席があれば必ず座る
- □ 5 エレベーターやエスカレーターを使うことがほとんど
- □ 6 運動する習慣がない
- □ 7 矯正下着、またはサポーターをよく着用する
- □ 8 スマートフォンを1日30分以上見ている
- □ 9 気がついたらよく口が開いている
- □ 10 痛みがあるときはとりあえず温めている

診断チェック

ＡとＢのリストのうち、どちらにより多くチェックが入ったでしょうか。Ａにチェックがより多く入ったという人は、アゴ筋のコリが原因で体の痛みが生じている可能性が高いでしょう。

Ｂにチェックがより多く入ったという人は、背中やお腹、脚など、首から下の筋肉が弱っているか、硬くなっているかのどちらかが原因で、痛みが生じている可能性が高いといえます。

Ａ、Ｂともに５個以上チェックが入ったという人は、アゴ筋と、首から下の筋肉の両方が原因で痛みが生じている可能性が高いでしょう。

どの結果になった場合でも、本書で紹介するストレッチを、できるものから毎日続けてみてください。

そして１ヶ月後にふたたび、Ａ、Ｂ２つのチェックリストに回答してみてください。きっと、いくらかは当てはまる項目が減っているはずです。

また、今は問題ないように思えても、姿勢や噛みグセによって将来的に痛みが生じるリスクは、誰にでもあるものです。今はとくに体の痛みはないという人も、ぜひストレッチを行ってみてください。

本書で紹介するケア法は、「予防」にも役立ちます。早いうちに毎日の習慣とすることで、痛みの生じにくい体をつくることができるでしょう。

はじめに

この本は、**いつでもどこでも、「自分の手で」痛みを改善に導く本**です。

頭が痛い、肩がこった、腰が痛い、ひざが痛い……。

体が痛くてつらいとき、市販の鎮痛剤や湿布に頼っていませんか。近所に鍼灸院や整骨院がある人は、通院したりしているのではないかと思います。

そして、一時的には「ああ～、ラクになった、良かった」となるでしょう。

ところが、翌日、翌々日にはなんだかまた痛みが出てきて、同じような対処をしているのではないでしょうか。

「これでは根本的な解決にはならない」そうわかっていながら、手術するまでもないし、何をしていいかわからないという人も少なくないと思います。

この本では、**「痛みが起こりやすい体」を自分の手で改善して、痛みとうまく付き合う方法をお伝えしていきます**。

本書で紹介する方法を試すことで、**もし痛みが生じても自分で軽くすることができるようになりますし、さらには痛みの再発予防にもつなげられます。薬を飲まなくても、毎週通院しなくても、痛みを自分でコントロールできるようになる**のです。

どうでしょう、なんだかワクワクしてきませんか？

「噛み合わせのズレ」が痛みの一因

申し遅れました、歯科医の福島一隆と申します。

私はふだん東京・銀座のクリニックで、噛み合わせや虫歯の治療を行っています。

こう書くと、「えっ、なんで歯医者さんが痛みについて書くの？　歯の痛みってこと？　私は虫歯で悩んでいるわけじゃないんだけど……」と、不思議に思う人がいるかもしれません。

「なぜ、『体の痛み』にアプローチする本を、あなたが書くのか」と。

じつは私のクリニックでは、とくに噛み合わせの治療に重きを置いています。というのも、日本ではもちろん、アメリカやスイスをはじめとする9カ国以上で研修を進めるなかで、噛み合わせこそが頭痛や肩こり、腰痛やひざ痛といった体の痛みに深くつながっているのではないかと考えるようになったからです。

「いやいや、自分は噛み合わせで困っていないから」と本を閉じようとした方、ちょっと待ってください。

私のクリニックに来院される患者さんの9割は、噛み合わせがずれています。この割合からすると、日本人の9割は噛み合わせがずれている可能性があります。これまで20年以上にわたって、多くの患者さんの口内を拝見してきましたが、そもそもパーフェクトな噛み合わせの人はほとんどいなかったと記憶しています。

噛み合わせがズレていると筋肉が痛む？

では、この本での「噛み合わせが良い状態」とは、どのような状態を指すのでしょうか。

1　アゴの骨（顎関節の骨）の位置関係が良く、関節のすき間が十分ある
2　アゴの筋肉がバランス良く使われている
3　上下の歯がしっかりと噛み合っている

噛み合わせが良いのは、この3条件がそろった状態です。

ところが多くの人は、何らかの原因で徐々に崩れています。たしかに生まれつき噛み合わせが悪い場合もあると思いますが、**虫歯の放置や外傷、そのほか成長期や現在の悪習慣などによって、バランスが悪くなってしまう**のです。

噛み合わせが悪くても、今はそれほど痛まないという人も多いでしょう。人間の体は非常に適応性が高くつくられていますから、噛み合わせが多少ずれていても、ご飯は食べられます。ただしそのズレの代償として、歯へのトラブルや筋肉の痛みなどが引き起こされる場合があると考えています。その代償が起こっている期間が長くなると、問題が大きくなることもあります。アゴ骨への重度な問題を起こすこともあるでしょう。

現時点で支障を感じていなくても、悪い噛み合わせを放置することで、いずれ支障が起こってくる可能性もあります。

人生80年とも90年ともいわれている今、**既存の痛みとうまく付き合うとともに新たな痛みを予防することが、後の人生を充実させることにつながる**のです。

職業病だと思っていた頭痛・肩こりが突然軽くなった！

20年以上歯科医を続けてきて、じつは私自身、つい数年前まで慢性的な頭痛と肩こりに悩まされていました。

頭痛は診察用のメガネを耳で支えているために起き、肩こりは患者さんの口内をのぞきこむことから起きていると思っていたのです。

「これは歯科医を続けるかぎり、ずっと付き合わなければならない痛みなのだろうな」となかばあきらめ、痛みがひどいときには鎮痛剤を飲んでしのいでいました。

ところが、あることがきっかけで、私の肩こりや頭痛は、噛み合わせが悪いせいなのかもしれない、と思い至りました。

そのきっかけとは、歯科医の恩師である西川洋二先生からの一言でした。

「福島くんは噛み合わせが悪いね」と指摘されたのです。

お恥ずかしい話、それまで患者さんの口の中ばかり見て、自分のことはなおざりになっていました。


恩師から噛み合わせが悪いと指摘された私は、そのとき教えていただいた下アゴのストレッチを始めました。アゴ筋をリラックスさせ、アゴ骨（顎関節）の動きをスムーズにしようとすることで、痛みが軽減することを実感しました。そしてある日気がつくと、肩こりや頭痛が軽くなっていたのです。

もちろん、痛みがまったくゼロになったわけではありません。姿勢の問題も残っていました。

クリニックの予約がいっぱいの日などには、やはり夕方頃から痛みは起こります。がんばると無意識のうちに歯を食いしばり、アゴ筋がこるからでしょう。ただ、頭痛と肩こりの一部はアゴ筋のコリからもくるもので、痛みが生じにくいように、ふだんからアゴ筋をほぐすようにしました。

さらに今では、知り合いのカイロプラクティックドクターである友広隆行先生に教えていただいた、姿勢を改善するストレッチもあわせて行うようにしています。

このように頭痛と肩こりの原因は「噛み合わせのズレからくる筋肉の過緊張」

と「姿勢の悪さ」の2つであること、そしてその対処法がわかったおかげで、ある程度、肩こり、頭痛を自分でやわらげることができるようになりました。

以前は頼りきりだった鎮痛剤も、今ではほとんど必要なくなっています。

また、自分で実感したことを参考に、患者さんにもストレッチ方法をお伝えしたところ、「しょっちゅう悩まされていた頭痛が起こりにくくなった」「慢性肩こりが軽くなった」、さらには「目が疲れにくくなった」といった感想をいただくようになりました。

トップアスリートもやっているケア法

こうした経過から、肩こりや頭痛の対処法の一つとして、アゴ筋をほぐすことの効果を実感した私ですが、自分の経験からも、次第に「これだけでは不十分なのかもしれない」と感じ始めました。

というのも、アゴ筋をほぐして頭痛や肩こりから解放された人がいる一方で、

「いっこうに頭痛や肩こりが緩和しない」という患者さんも、少なからずいたからです。

さらに問診でよくよく話を聞いているうちに、患者さんが腰痛やひざ痛といった、もっと広範に渡る痛みに悩まされていることも気になり始めました。

アゴ筋は、あくまでも「頭頸部《とうけいぶ》」という狭い範囲に限られています。そのアゴ筋をほぐすだけでは、腰痛やひざの痛みまでは、さすがに対処しきれません。また、アゴ筋をいくらほぐしてもアゴが正しい位置に調整されず、なかなか噛み合わせ治療に入れないケースもありました。アゴ筋だけではない、別の部位の筋肉の緊張がアゴのズレにつながっている、そんな可能性も考えるようになったのです。

そこで今回、前述の友広隆行先生に協力を仰ぐことにしました。

友広先生は、「米国カイロプラクティックドクターライセンス」と米国の国家資格である「アスレチックトレーナーライセンス」のダブルライセンス取得者

（このダブルライセンス取得者は、２０１７年12月現在、日本で３人しかいないそうです）。長年、アメリカや日本で、多くのトップアスリートの体のケアを務めた、いわば身体のプロです。

友広先生のケアによって、オリンピック出場選手を含む数多くのアスリートや現役モデルの人たちが、今までにない結果を出してきました。そのノウハウは、多くの人にとって役立つものばかりです。

冒頭にも書きましたが、本書で目指すのは、**いつでもどこでも、「自分の手で」痛みを治せるようになること**。

痛みが生じるたびにケアを受けに行くのではなく、**医師や整体師になるべく頼らず、積極的、主体的に自分の体をケアする方法を身につけてもらうことを目的にしています**。

身体のプロである友広先生と、アゴの専門家である歯科医の私が二人で協力することで、今までよりも痛みを自分でケアし、予防するハウツーを提供できるのではないかと思っています。

本書では、第1章で、痛みがつくられる原因についてお伝えしていきます。第2章は、自分で痛みをやわらげる「アクティブ・ケア」の入口として、日常習慣のなかで痛みを軽くするコツをお話しします。

第3章では「アクティブ・ケア」のメインとなるストレッチ方法を紹介。最後の第4章では、管理栄養士である至学館《しがっかん》大学の杉島有希先生のお知恵もお借りしながら、痛みを軽減するのに役立つ食材など、食生活のアドバイスをしています。

とくに第3章で紹介するストレッチ方法の多くは、専門家の間ではすでにスタンダードとなっているものがベースになっています。言い換えれば、それだけ効果が認められている手法ということ。小学生から90歳を迎える高齢の人まで安心してできる内容ですので、ぜひ試してもらいたいと思います。

この世にふたつとない大切な自分の体を守っていくために、まずは痛みが生じたら、薬や病院治療になんとかしてもらおうという受け身の発想から脱してください。そして痛みを軽減・解消し、活動力を取り戻すために、主体的に自分で自分をケアする「アクティブ・ケア」を始めましょう。

毎日のちょっとした習慣によって、みなさんの痛みが1日も早くラクになり、よりイキイキとした活動的な毎日が叶うよう、心から願っています。

福島一隆・友広隆行

第1章

頭痛、肩こり、腰痛
——痛みはこうしてつくられる

第2章
薬やしっぷに頼らない！痛みとの正しい付き合い方

第3章

「アクティブ・ケア」を始めよう！ 人生が変わる1日1分ストレッチ

第4章

痛みをやわらげる！「アクティブ・ケア」の食事法

ブックデザイン　市川さつき（ISSHIKI）
イラスト　村山宇希（ぽるか）
ＤＴＰ　横内俊彦
制作協力　上坂元、佐々木由衣（株式会社　沓音）、森モーリー鷹博
編集　大島永理乃
編集協力　福島結実子
栄養監修　杉島有希（至学館大学健康科学部　助教）

パッシブ・ケアとは、いわゆるマッサージや整体、鍼灸、カイロプラクティック、そして病院での投薬など、自分自身は何もせずに誰かが何かをしてくれる受身のヘルスケアです。そしてパッシブ・ケアである限り、その効果効能は常に一時的なものになります。本書で紹介するアクティブ・ケアは、自分自身のために何かを継続的に行うことを言います。そしてアクティブ・ケアを継続的に行う限り、その効果・効能は永続的なものになります。

第3章 「アクティブ・ケア」を始めよう！人生が変わる1日1分ストレッチ

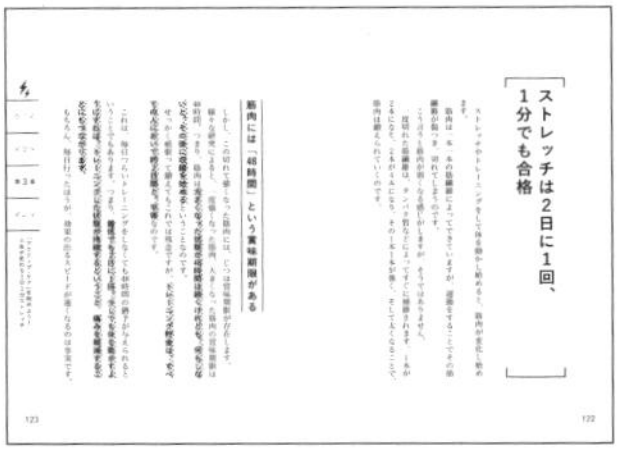
ストレッチは2日に1回、1分でも合格

筋肉には「48時間」という賞味期限がある

痛み別に、1日1分でできるストレッチを紹介。あごをもむ、お腹を凹ませる、つま先で立つ、肩を回す……など、簡単かつ持続性のある方法ばかり。小学生から90歳のおばあちゃんまで、無理なくできます。

第4章 痛みをやわらげる！「アクティブ・ケア」の食事法

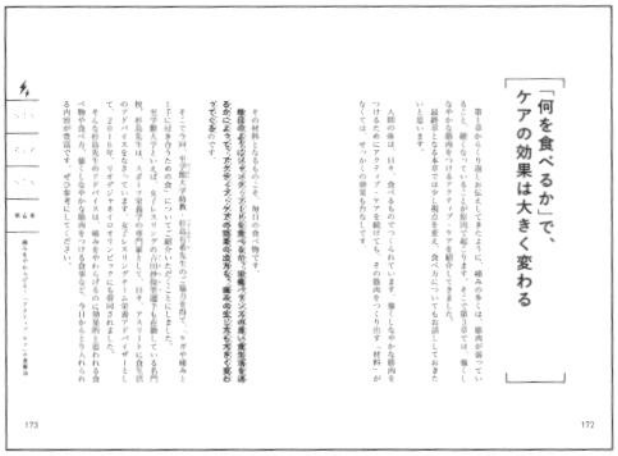
「何を食べるか」で、ケアの効果は大きく変わる

日々の食事に気をつけるだけでも、痛みに強い身体はつくれます。みなさんがふだん何気なく摂っているものから意外なものまで、今日から試せる食材を紹介しています。

ADVICE

ストレッチは2日に1回でも合格です。気負わず焦らず、まずは1日1分、無理なくできるストレッチから始めましょう。続けているうちにきっと、痛みに負けない健康な身体が手に入るでしょう。

＼お急ぎの人のための／

本書の使い方３ステップ

ステップ１　チェックリストで痛みの原因を探る

ステップ２　本文を読む（興味のあるところからでOK）

ステップ３　今日から１日１分ストレッチを始めてみる

第1章 頭痛、肩こり、腰痛——痛みはこうしてつくられる

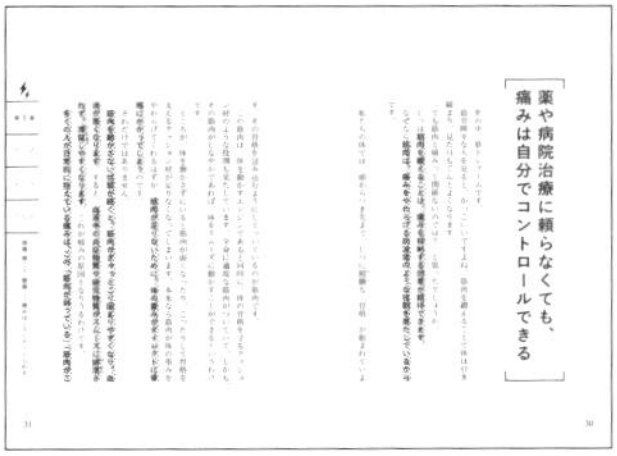

薬や病院治療に頼らなくても、痛みは自分でコントロールできる

私たちを苦しめる痛みがどのように発生しているのか、そのしくみと、痛みの生じやすい人の習慣を紹介しています。噛み合わせ・口元・姿勢……ここに書いてある習慣に当てはまる人は、要注意です！

第2章 薬やしっぷに頼らない！痛みとの正しい付き合い方

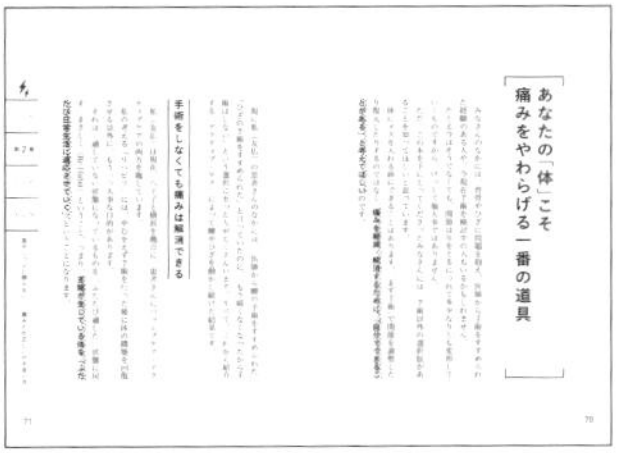

あなたの「体」こそ痛みをやわらげる一番の道具
手術をしなくても痛みは解消できる

痛みは薬などで一時的に治っても、完治させるのにはそれなりに時間がかかります。ですが、日々のちょっとした工夫で、痛みづらい身体をつくることならできます。その方法とは……？

第1章

頭痛、肩こり、腰痛
――痛みはこうしてつくられる

薬や病院治療に頼らなくても、痛みは自分でコントロールできる

世の中、筋トレブームです。

筋骨隆々な人を見ると、かっこいいですよね。筋肉を鍛えることで体は引き締まり、見た目もぐんと良くなります。

「でも筋肉と痛みって関係ないのでは？」と思ったでしょうか。

じつは**筋肉を鍛えることは、痛みを抑制する効果が期待できます**。

なぜなら**筋肉は、痛みをやわらげる防波堤のような役割を果たしているから**です。

私たちの体では、頭からつま先まで、じつに精緻《せいち》な「骨格」が組まれていま

す。その骨格を包み込むようにしてついているのが筋肉です。

この筋肉は、体を動かすエンジンであると同時に、体の骨格を守るクッション材のような役割も果たしています。全身に適度な筋肉がついていて、しかも、その筋肉がしなやかであれば、体をスムーズに動かすことができるというわけです。

ところが、体を動かさずにいると筋肉が弱くなったり、こったりして骨格を支えるクッション材が足りなくなってしまいます。本来なら筋肉が体の重みをやわらげてくれるはずが、**筋肉が足りないために、体の重みがダイレクトに骨格にかかってしまう**のです。

それだけではありません。

筋肉を動かさない状態が続くと、筋肉がぎゅっとこり固まりやすくなり、血流が悪くなります。すると、**血液中の炎症物質や疲労物質がスムーズに排泄《はいせつ》されず、滞留《たいりゅう》しやすくなります**。これが痛みの原因となりうるわけです。

多くの人が日常的に抱えている痛みは、この「筋肉が弱っている」「筋肉がこ

っている」のどちらかが原因で起こっていると見ていいでしょう。

ということは、痛みを感じるたびに薬や整骨院での治療に頼らずとも、「筋肉を強化すること」「筋肉をほぐすこと」で、痛みはだいぶ軽減、解消していくはずです。

とはいえ、今まで運動習慣がない人がいきなり筋トレを始めるのは、あまりにもハードルが高いというものです。そこで本書では後半に、1日1分で気軽にできるトレーニングを用意しました。

筋肉にアプローチすることで、自分で痛みを改善していく。それが、本書で紹介する実践法「1日1分ストレッチ」の最大のポイントです。

筋肉を鍛えることで、認知症などの病もふせげる

筋肉を鍛えることは、肩や腰、膝の痛みの軽減はもちろん、様々な疾病をふせぐことにもつながります。

特に認知症は、筋力不足が原因の一つとも言われています。年をとって病になると、家族にも迷惑をかけますし、お金もかかります。好きなことだってできません。今のうちに筋肉を鍛えておけば、それらの疾病や疾患から身を守ることも可能になるということです。

90歳からでも、トレーニングすれば筋肉は応えてくれる

少し前になりますが、１００歳の双子姉妹の金さん、銀さんを覚えているでしょうか。テレビに映る双子のおばあちゃんに、多くの人が元気と勇気をもらったことと思います。

じつは金さんのほうは、90歳のときに重度の認知症だと診断され、数字の1から10まで数えることもままならなかったと言います。

では１００歳のときに、なぜ元気な姿を見せることができたのでしょうか。

そのカギはトレーニングにあります。

金さんは「人間歩けんようになったらおしまいだ」と、90歳から筋トレを開始していました。特に下半身を中心にトレーニングを行ったことで、１００歳になってもあのように活躍することができたのだそうです。

トレーニングを始めるのに年齢は関係ありません。

実際に私（友広）は90歳を超える患者さんを診ていますが、元気に体を動かしています。

筋肉は何歳になっても鍛えることができます。

自分に合った体操やトレーニングを行えば、必ずあなたの身体に良い影響を与えることでしょう。

まずは1分でも良いので、本書で紹介するトレーニングを試してみてください。一日中パソコンやテレビの前で、ただ何もせずに座っている時間がもったいないと、きっと感じてもらえると思います。

骨格がゆがんでいても、筋肉があれば痛みは軽くできる

痛みの原因は、筋肉の「こり」のほかに、「骨格のゆがみ」も考えられます。ゆがみは、筋肉の左右のバランスの悪さ、よく使われる筋肉と使われない筋肉、曲げる作用側と伸ばす作用側のバランスの悪さ、そしてストレスなどの要素によって生じるとされています。

生まれたての赤ちゃんは別として、大人であれば誰でも、多少なりとも筋肉や骨格がアンバランスになっていると考えられます。座りグセや立ちグセなど、日々根付いてきたクセが体のゆがみを生み、新たな痛みを生んでいるのです。

ならば、そのゆがみを何とかすればいいと思うかもしれませんが、これは意外と難しいものです。

人の体は千差万別ですし、そもそも体のゆがみという現象自体、そう簡単に説明できるものではありません。ちまたでサラリと「ゆがみをとりましょう」と言われるほど、単純な話ではないのです。

ではどうしたらいいかというと、ここでも重要となるのが「筋肉」です。先ほど、誰もが多少なりとも体がゆがんでいるとお伝えしました。

でも、ひどい痛みに悩んでいる人もいれば、痛みとはほとんど無縁な人、あるいは痛みが起こってもすぐに回復できる人もいます。

みな体はゆがんでいるはずなのに、どうしてこんなに程度の違いが生まれるのでしょう。

そのカギは、適度に筋肉がついているか、そして、その筋肉を使いこなしているか——この違いが、痛みの起こりやすさを左右しているといえます。

ゆがみを正そうとするより、筋肉を鍛えたほうが、手っとり早く痛みに対処できるのです。

「そうは言っても、筋トレはめんどうだし、続かない」という人もいることでしょう。

その気持ち、よくわかります。そこで今回、友広先生に、筋トレが苦手な人でも続けられるトレーニングを紹介してもらいます。

私（福島）も、友広先生のトレーニングを行うことで、以前より痛みがやわらぐようになったのを実感しています。第3章で紹介しますので、お楽しみに。

矯正下着やサポーターは筋肉の飼い殺し

最近では質の高い矯正下着やサポーターも出ているので、活用している人も多いことでしょう。しかしここは、「ご利用は計画的に」とお伝えしたいところです。

矯正下着やサポーターを長時間つけっぱなしにしたことで、筋肉が衰えてしまったというケースも少なくないからです。

矯正下着は、ぜい肉をぎゅっと引き上げ、見た目を良く見せるもの。サポーターは、痛みが生じている部位を支え、保護するもの。どちらも一時的な効果はあるものの、残念ながら、**長時間使用することで「筋肉を使わず、衰えさせる」**という点では同じです。

人前で話すときなど、ここぞというときに矯正下着を身につけることは否定しません。痛みがひどく、関節を安定させるためにサポーターを使ったほうが良い場合も、たしかにあります。

ただし、これらを**毎日のように使い続けるのはよくありません**。

矯正下着で体を締めつけたり、サポーターで痛い箇所を支えたりすると、筋肉は衰え、その道具なしには暮らしていけなくなってしまいます。

それよりも、筋肉という「天然のコルセット」「天然のサポーター」を鍛えるほうが自然と体は引き締まりますし、体を支える力も増します。長期的な目で見れば、**筋肉を鍛えるほうが、痛みの解決には効果的**というわけです。

筋肉は1年に1%ずつ落ちていく

「矯正下着やサポーターなんてほとんど使ったことがない」という人も、油断は禁物です。**運動習慣がないと、筋肉は1年に1パーセントずつ落ちていく**と言われています。

本書冒頭にあるチェックリストBの1にある「30秒間、片足立ちを保てない」、同じくBの2の「気がついたら足を組んでいる。足を組んだほうがラクに座れる気がする」にチェックが入りませんでしたか？

片足立ちで30秒すら耐えられない人、足を組んだほうがラクに感じる人は、運動習慣がないかもしれません。そのため足、腰、お尻の筋肉が弱くなっていると考えられます。もし、すでに腰やひざに痛みがあるのなら、筋肉の弱化からきている可能性が高いでしょう。

痛みが出たら、「動かずにじっとしておく」という人も多いようですが、体を動かさないと、さらに筋肉を衰えさせてしまいます。そして体を支える力が減り、痛みがひどくなる……という悪循環にはまりかねません。

痛みを軽くしていくには、痛くない範囲で、なるべく動かすことです。

とはいえ、いきなり高負荷でキツいトレーニングを2〜3日行っても意味がありません。**いつでもどこでもできる簡単な体操や運動を、歯を磨くように毎日少しずつでも継続していくことが最も重要**なのです。

第3章でお伝えするストレッチは、1日1分から始められる簡単なものばかり。運動習慣のない人でも続けられ、痛みをやわらげる方法です。ぜひ試してみてください。

なぜ噛み合わせのズレが、頭痛や肩こりにつながるのか？

先ほど、痛みと筋肉は関係があるとお伝えしました。痛みは、筋肉のバランスと歯の噛み合わせのズレから筋肉の過緊張が起き、それが原因だと考えられることもあります。

あくまで個人的な見解ですが、歯の噛み合う位置で筋肉のバランスが左右、上下、前後など、均等に保たれている人は少ないようです。

歯科的に見ると、そんな噛み合わせのズレから頭痛、肩こりが起こっていると考えられるケースもあるのです。

「棒状に丸めたティッシュを5〜10分間、ゆるく噛んだあと、歯をカチカチすると噛み合わせに違和感がある」――冒頭のチェックリストAの8にチェックが入った人は、噛み合わせのズレがあると考えられます。

噛み合わせがずれている人は、本来そのままでは食事ができません。アゴの筋肉、あるいはアゴ骨が適応して上下の歯が噛み合うことで、何とか食事ができていると言えます。ただこの状態が続くと**筋肉に悪いクセがついてしまい、アゴ筋やアゴ骨に痛みなどの代償を負うことがある**のです。

ここでティッシュのように柔らかいものをゆるく噛み、上下の歯を合わせない状態でいると、アゴ筋がそのクセを一時的に忘れます。そして「本来あるべき状態」に戻ろうとするのです。

このときの噛み合わせに違和感がない場合、「筋肉のバランス」「噛み合わせ」のズレがないと考えられるかもしれません。しかし多くの人は、なんとなく合っているように感じた噛み合わせに違和感が生じるはずです。

つまり、チェックリストAの8にチェックが入った人は、ふだん、上下のアゴの位置が、「本来あるべきでない位置」になっている――つまりこの本で言う「噛み合わせ」がずれている、ということなのです。

今まで多くの患者さんを見てきましたが、8~9割の人は、ここにチェックが入っていたのではないかと記憶しています。

では、なぜ噛み合わせがずれていると、頭痛や肩こりにつながるのでしょうか。

頭痛が起こるメカニズム

まず頭痛ですが、アゴ骨がずれたままでいると、一部の筋肉に過緊張が起こりやすくなります。左右非対称にアゴを使うことになるため、アゴ筋のコリにつながり、頭痛を発生させると考えられます。

とくにおでこの両脇にある「側頭筋《そくとうきん》」は、頭痛と深く関係している可能性が高い筋肉と言われています。

側頭筋がアンバランスに使われ、どちらか、もしくは左右両方の側頭筋が過度に緊張すると、ギュッと頭が締めつけられ、頭痛が生じると考えられます。

孫悟空の緊箍児《きんこじ》（頭にはめられた金の輪）のように、頭がぎゅうぎゅうと締

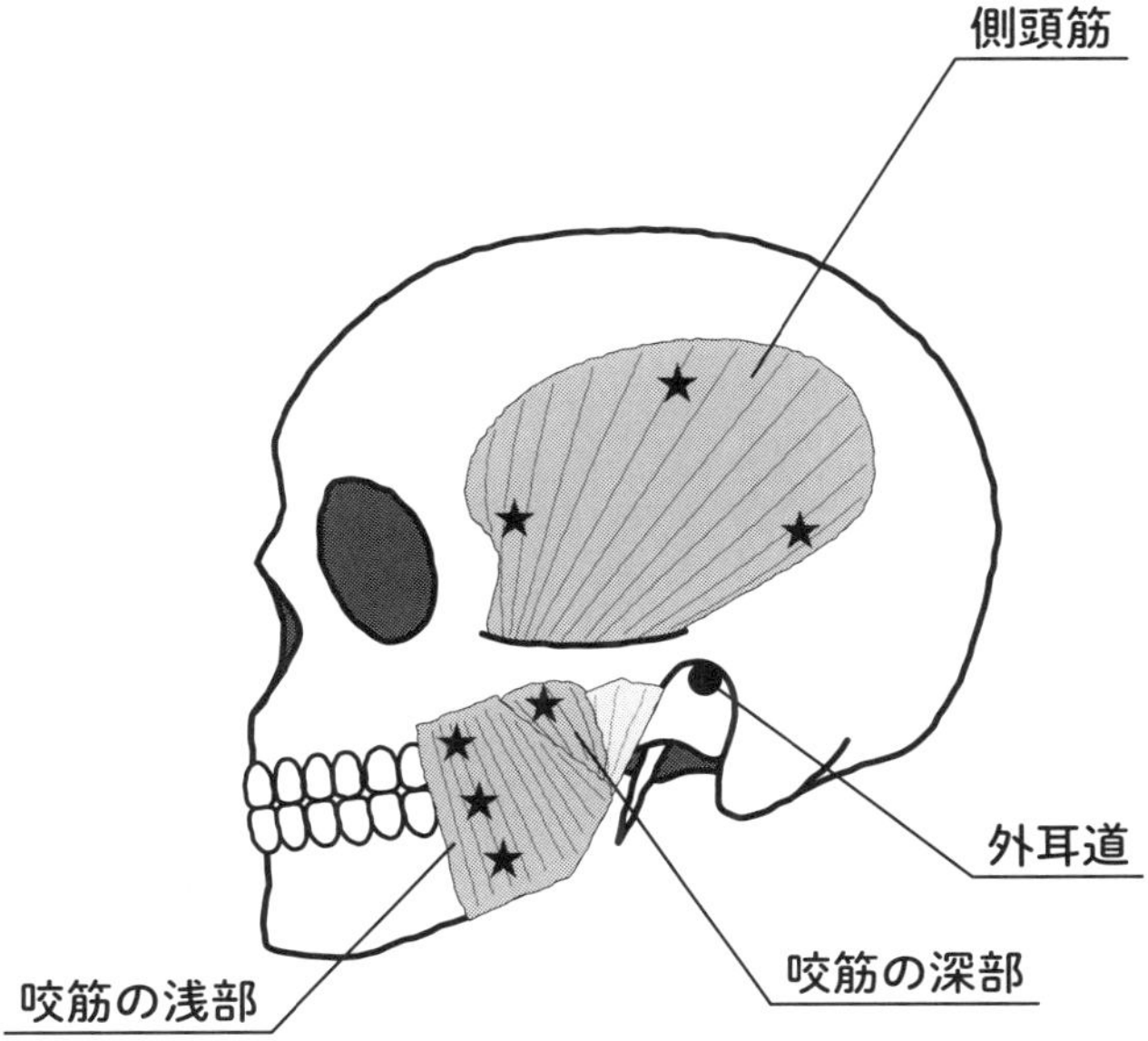

★＝痛みを発見しやすいポイント

めつけられているイメージです。

ふだんから歯を噛みしめるクセがあるという人、睡眠中に歯ぎしりするという人はなおのこと、この側頭筋が緊張し続け、こっていると考えられます。

また、先ほどもお伝えしたように、**筋肉がこると血流が悪くなり、炎症物質や疲労物質がスムーズに排泄されません。これも側頭筋のコリが頭痛につながる要因です。**

このように、アゴ筋の過緊張が深く関連している過緊張型頭痛のほかにも、姿勢からくる肩こりと関連していると考えられる頭痛もあります。

肩こりが起こるメカニズム

そもそも肩こりは、首まわり、肩まわりの筋肉が「過重労働状態」となっていることで生じやすくなるものです。

その原因の一つとして、「噛み合わせの悪さ」「アゴ筋のズレ」「姿勢の悪さ」

などから起こる頭の位置のズレが関係していると考えています。このずれた頭を支えようとすると、周囲の筋肉に通常時よりも余計に筋力が必要になるので、関連する筋肉の過緊張が起こり、さらに後頭部、顎部《がくぶ》、肩部《けんぶ》のコリへとつながると考えています。そしてこの肩こりが、頭痛に関連することもあります。

大人の頭の重さは5キロくらいと言われています。これはボウリングの玉にも相当する数字です。私たちはふだん何もしなくても、あの5キロを首で支えていることになるのです。

しかし姿勢が悪いと、だんだん首に負荷がかかり、姿勢によっては27キロ負担している場合もあります。これでは、肩こりが起こってしまうのも、無理もありません。理想の姿勢とそのやり方については、次の項目で紹介します。

目の奥の疲れが生じるメカニズム

さらにもう一つ、噛み合わせからくるメジャーな不調を挙げるとしたら、「目の奥の疲れ」です。

アゴ筋の一つの「外側翼突筋《がいそくよくとつきん》」と「咬筋《こうきん》」の一部は、ちょうど眼球付近の骨とアゴ骨をつないでいることもあり、そのコリによって目の奥に疲労を感じることも多いのです。そのため、それらの筋肉がほぐれると、視界が広がったように感じることもあるようです。

肩こり・腰痛は、「不幸の姿勢」が大好物

　ここでもう一つ、お話ししておきたいのは、「筋肉」と「姿勢」の関係です。「筋肉」と「姿勢」は、片方が悪くなるともう片方も悪くなるなど、密接な相関関係にあります。

　みなさんのなかには、一日中デスクワークをしているという人も多いことでしょう。仕事以外にも、食事をする、テレビを見る……など、一日のうち、立っている時間より、座っている時間のほうが圧倒的に長いものです。特に日本人は世界で一番座っている時間が長いというデータもあります。

　では、ふだんの自分の姿を振り返ってみて、いかがでしょう。どんな姿勢になっていますか？　無意識のうちに猫背になっていて、首が前に突き出ている

……という人が多いのではないでしょうか。

この姿勢を、カイロプラクティックでは「**アッパークロスシンドローム**」と呼びます。俗称、「**不幸の姿勢**」です。背中が丸まっているために、体が縮こまって、みすぼらしく見えてしまいます。

次ページのイラストを見ても、Bの不幸の姿勢は、見るからに不幸なオーラが出ている感じがしますよね。**姿勢が悪いと、背骨に余計な負担がかかり、肩こりや腰痛が生じやすくなります**。

これに対して、Aのように背すじがピンと伸び、胸を張っている人は、それだけ表情も明るく、ハッピーオーラを振りまいているように映ります。これをハッピーポスチャー、「**幸福の姿勢**」と呼びます。

私（友広）の患者さんのなかには、後で紹介するストレッチを毎日続けただけで姿勢が良くなり、上司に「お前最近やる気があるな」と褒められたり、姿勢が良くなったことで急にモテ始めたという人もいるほどです。単なる姿勢の違いだけでも、周囲に与える印象は、これほどまでに変わってしまうのです。

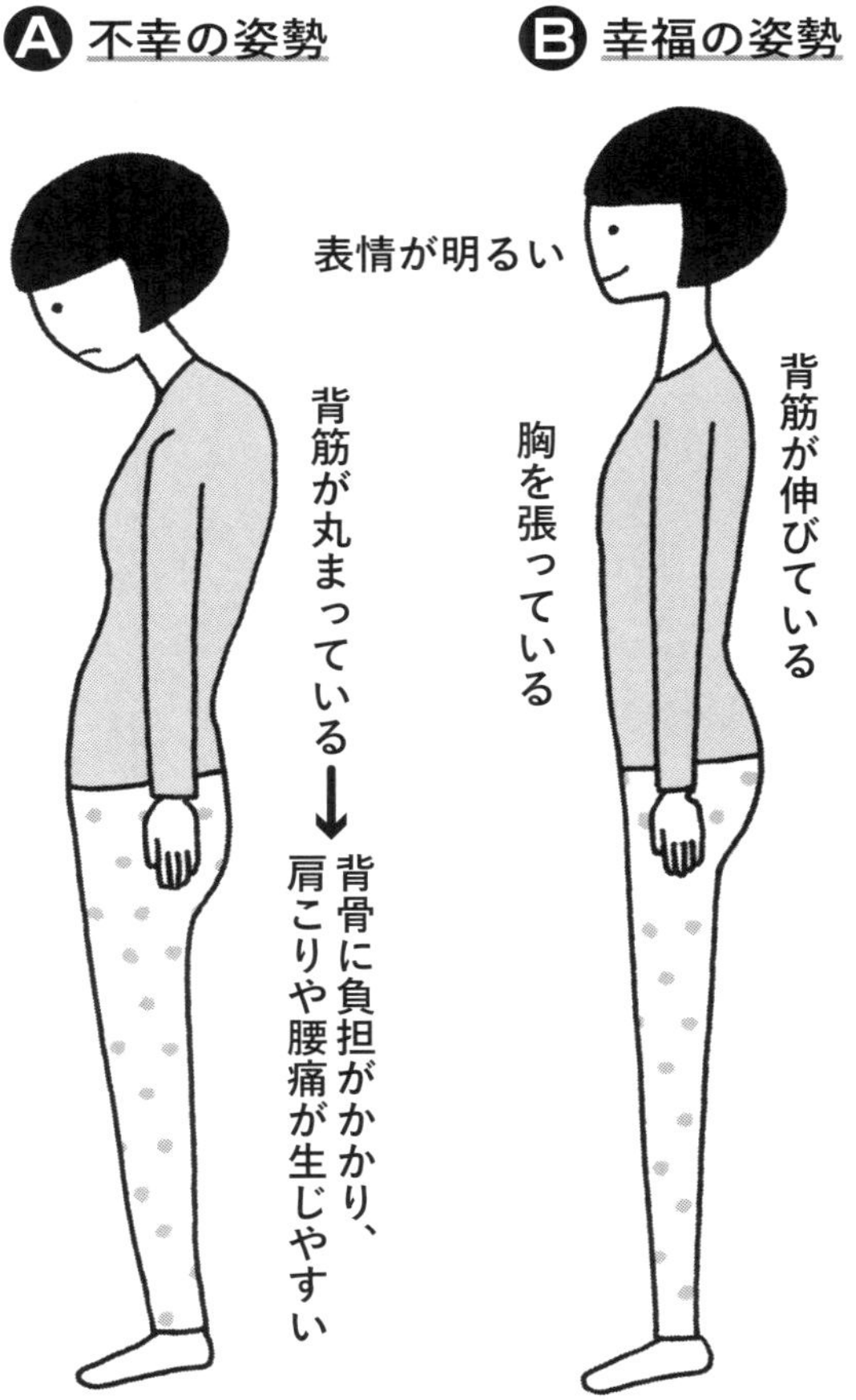
A 不幸の姿勢
B 幸福の姿勢
表情が明るい
背筋が丸まっている
↓
背骨に負担がかかり、
肩こりや腰痛が生じやすい
胸を張っている
背筋が伸びている

病は「気」から、不幸は「姿勢」から

では、今日から背すじをピンと伸ばせばすぐ幸福の姿勢になれるかというと、そう簡単な話でもありません。いつも「不幸の姿勢」になっている人がいきなり背すじを伸ばそうとしても、きっとすぐに疲れてまたもとに戻ってしまうでしょう。

「不幸の姿勢」が長年の習慣になっているため、すでに筋肉が弱く、硬くなってしまっているからです。

背中が丸まっていると、背中側の筋肉は伸びきった状態が続きます。伸びきった状態が続くと、筋肉はだんだん弱くなっていきます。

一方、胸側の筋肉は縮んだ状態が続きます。縮んだ状態が続くと、筋肉は硬くなっていきます。

背すじを伸ばすと疲れやすくなるのは、きちんと体を支えられる「強くしなやかな筋肉」が、すでにかなり損なわれているからと考えられます。

筋肉が弱く、硬くなっているから姿勢が悪くなる、姿勢が悪いから、さらに筋肉が弱く、硬くなる。こうして「痛みが起こりやすい体」になっていく……そんな悪循環が、あなたの身でもすでに始まっているかもしれません。

そんな人でも、手っとり早く今のポーズを改善する方法があります。

それは、**毎日少しだけお腹や背中の筋肉を鍛える**ということです。そうすれば、自然と良い姿勢を保てるようになります。筋肉の支えによって骨格への負担が軽減し、痛みの改善と予防、ひいては幸福の姿勢につなげていけるでしょう。

筋肉を鍛えるというとハードに感じるかもしれませんが、安心してください。第3章で、運動習慣のない人でも続けられる方法を紹介します。

ふだんから口が開いている人は、慢性的な頭痛になりやすい？

「不幸の姿勢」になりやすい人には、他にも特徴があります。

それは、**気がついたらよく口が開いている、もしくは、口が開きやすい傾向にある**と考えています。

本書冒頭のチェックリストBの9にも同様の項目がありました。そこにチェックが入ったら、「不幸の姿勢」になっているということです。

姿勢が悪いと、下アゴが後ろにずれやすくなります。上下の前歯を噛み合わせようとすると、下アゴをヨイショと、前に持ってこなくてはなりません。

特に腰、背中が丸まった状態でパソコン画面などを見ようとする（顔を上げる）と、首を前に突き出す形になります。すると、首の筋肉に引っ張られるようにして下アゴが後ろに引かれます。そこで口がわずかに開きやすくなります。
この「不幸の姿勢」でいることで、常にアゴ筋が余計な緊張を強いられるのです。一説によれば、「不幸のポーズ」では、背筋の伸びた姿勢よりもアゴ筋を緊張させるとも言われています。

さらには、下アゴがずれていると、首から肩へかけての筋肉までもが、余計に緊張することになります。この緊張が、頭痛や肩こりを招きます。

少し前にもお伝えしたように、アゴ筋のコリが原因と思われる頭痛や肩こりは、全てではありませんが、噛み合わせのズレからきています。

ただし、さらにおおもとを辿ると、姿勢が下アゴのズレを生じさせ、さらには噛み合わせのズレにつながっている可能性もあるというわけです。

ですから、**アゴ筋をほぐすことに加えて体をしっかり支えられる筋肉をつけること。そして、良い姿勢を保てるようにしていくことも、痛みから解放されるための方法**です。

姿勢が悪い人は食べ過ぎてしまう？

姿勢が悪いことで起こる体の不調は、痛みだけではありません。

「不幸の姿勢」が続くと、アゴがずれて噛み合わせが悪くなり、うまく噛めなくなる可能性があるとお話ししました。

現に、私（福島）の歯科クリニックで筋肉を使うエネルギーの変化を測定・記録する筋電計《きんでんけい》をつけて検査してみたところ、**姿勢の悪い状態だと、噛むための筋肉がうまく使えない**という結果が出ています。

小さい頃、よく噛んで（咀嚼《そしゃく》して）食べるように言われた経験のある人も多いと思います。咀嚼が不十分なままだと唾液の分泌も不十分になり、食べ物が細かくされないまま消化器官に送り込まれることになります。

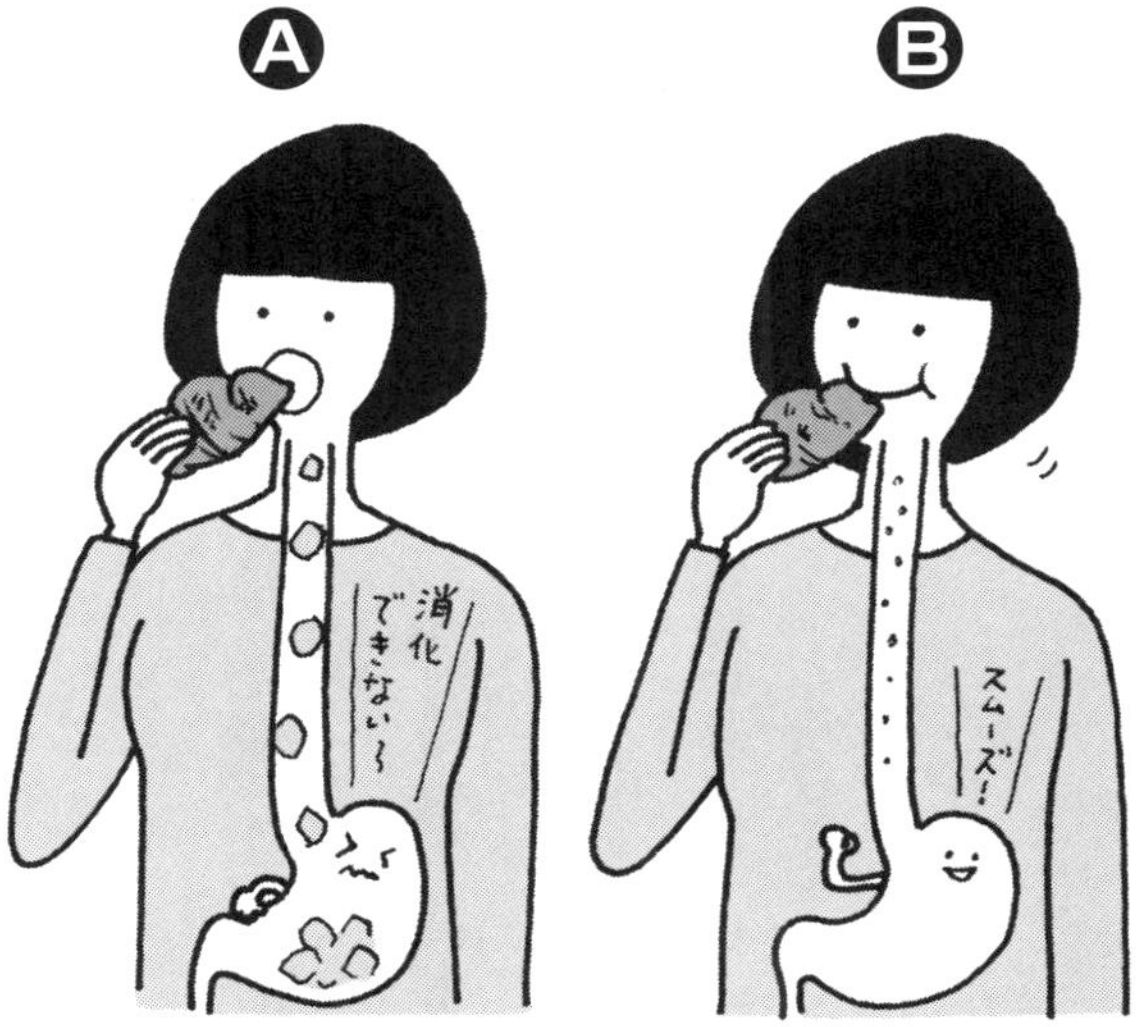

よく噛むと脳に刺激が送られ、消化しやすい

噛まないと脳への刺激が少なく、消化しづらい

すると、食べ物の消化吸収の効率も、悪くなりかねません。食べ物からエネルギーをつくり出す内臓にまで負担がかかり、内臓疾患を招くとも考えられます。

また、**よく噛まないと、満腹を感じにくくなって食べ過ぎてしまいます**。そのうえ、食後の血糖値のアップダウンが急激になり、すぐにお腹が空いてしまう……このダブルパンチで肥満、ひいては糖尿病などの生活習慣病を招きかねないというわけです。

一方、**よく噛むと脳の満腹中枢に刺激が送られ、適量を食べたところで満腹を感じるようになっています**。つまり**空腹になりにくい**とも言えます。

血糖値が下がると空腹を感じますが、よく噛むことで、食後の血糖値が下がるスピードをゆるやかにできるとも言われているのです。

悪い姿勢は、自ら寿命を縮めているようなもの

「不幸の姿勢」は、自律神経の観点からも、内臓の働きに悪影響を及ぼします。自律神経は体温や血圧を調整したり、内臓を働かせたり、呼吸をしたり、心臓を動かしたりと、生命維持に関わる重要な機能を支配しています。暑いときに汗をかくのも、緊張すると心臓がドキドキするのも、自律神経の作用です。

ここで少し、自律神経について詳しく説明しましょう。

全身にはりめぐらされている神経の「幹」とも言える中枢神経は、脳神経と脊髄《せきずい》神経に分かれます。この脊髄神経に分かれるほうは、脳の「脳幹」というところから出発し、背骨の中を通って枝分かれしています。

枝分かれした脊髄神経は、それぞれの場所で心拍や呼吸、消化吸収、筋肉を

動かすなどの働きを支配しています。その大きな役割を担っているのが脊髄神経の機能の一つである自律神経ということになります。

ここで「不幸の姿勢」を思い出してください。

背側の筋肉が伸びたまま、胸側の筋肉が縮んだままでは、背骨も背中の筋肉もほとんど動きません。とくに背中の上部はカチカチに固まっていると言っていいでしょう。

カイロプラクティックでは、**胸椎《きょうつい》（背骨の一部）・胸郭《きょうかく》（肺を含む、首下からお腹までのパーツ）の動きが少なくなると、自律神経系の働きも低下するとされています**。

つまり、「不幸の姿勢」で背中、とくに背中の上部が動かない状態が続くと、自律神経の働きが低下し、心臓や肺、胃腸といった重要な臓器の機能が低下すると考えられるのです。

さらには、背中が丸まっていると、呼吸も浅くなりがちです。

第1章

第2章

第3章

第4章

頭痛、肩こり、腰痛——痛みはこうしてつくられる

61

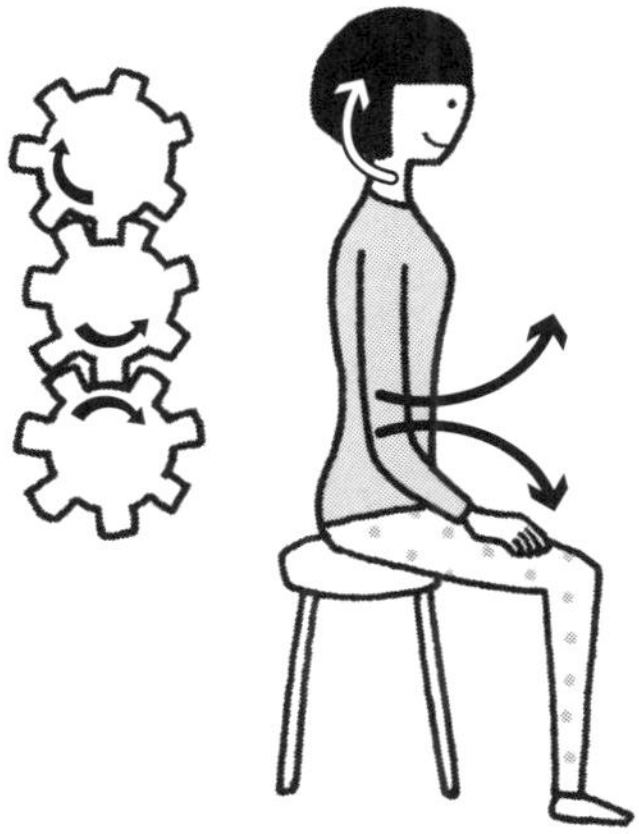

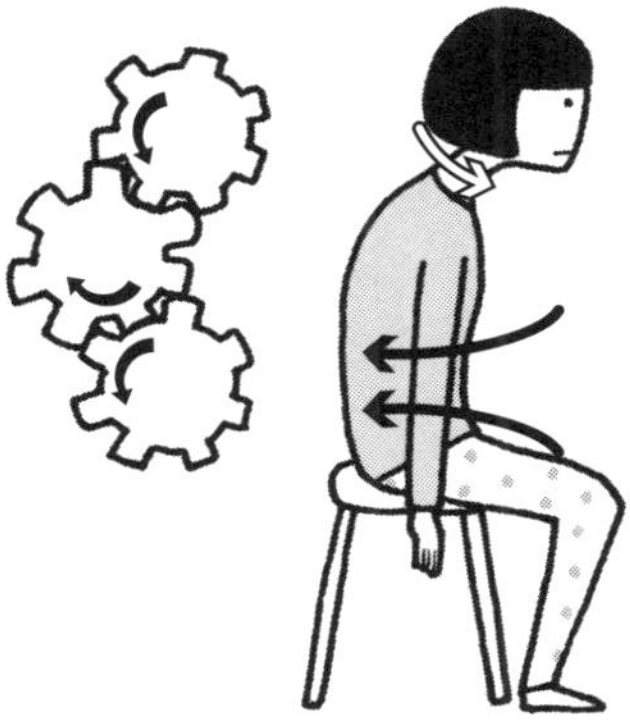

背中を丸めた状態で深呼吸をしようと思っても、うまくできませんよね。ふだん姿勢が悪い人は、それだけ生きるのに不可欠な酸素を体内にとり込めていないことになります。

姿勢が悪く、酸素の取り込みが低下すれば、生命力そのものも低下するといっても言い過ぎではないでしょう。

「筋肉の弱化とコリの解消」が不幸を救う

ここまでの話からもわかるように、悪い姿勢で良いことは、何一つありません。お腹や背中の筋肉の弱化とコリを招いて、肩こりや腰痛などを招きます。またアゴのズレにつながり、アゴ筋のコリから生じる頭痛や肩こりの原因ともなります。

さらには、咀嚼がうまくできなくなり、消化機能に悪影響を及ぼすと同時に、消化吸収を司る自律神経の働きも低下してしまいます。そして呼吸も浅くなり、酸素も十分に取り込めなくなる……。

こうして徐々に健康が損なわれていきます。

体の不調は心の不調を招き、それがまた体の不調を増長させます。

「不幸の姿勢」は心身をむしばむ悪循環を生み出しかねません。まさにその名のとおり、「不幸」を招く危険があるというわけです。


ではどうすればいいかというと、もうおわかりですね。

諸悪の根源とも言える、筋肉の弱化とコリを解消し、良い姿勢を保てるようにすればいいのです。

とくに姿勢が悪いことで起こる腰痛などの痛みは、背中とお腹の筋肉を強くしなやかにしていくことで、格段にラクになっていくでしょう。

痛みの起こりにくい人は「S字カーブ」

自律神経をきちんと働かせるには、背骨の「形」も重要です。

横から見たとき、**背中がほど良くS字カーブを描いている人は、痛みの起こりにくい**体と言えます。

背骨は一本の骨ではなく、24個ものパーツに分かれています。S字カーブは、その一つひとつのパーツがうまく作用しているということの証明になります。

この背骨にある24個ものパーツは、**歩いたり動いたりする際の衝撃をやわらげ**てくれます。

脳も神経も、非常にデリケートです。これらを守るために、背骨は24個ものパーツに分かれ、それぞれの間にはクッションとなる軟骨（椎間板《ついかんばん》）が備わっています。こうして、いわば衝撃を吸収する「遊び」をつくることで脳や神経を守っているのです。

「S字カーブ」の背骨が衝撃をやわらげる

ではここで、先ほど述べた「背骨の形」に目を向けてみましょう。

生まれたばかりの赤ちゃんの背骨は、お尻から腰、首にかけてCの字を描いています。首がすわると、首の骨に、Cとは逆のカーブが生まれます。

さらに腰がすわり、ハイハイを始めると、67ページのイラストのように、腰にも逆のカーブが生まれます。

このように成長するにつれて背骨のカーブが増えていき、立ち上がるころには、首からお尻にかけて美しい「S字カーブ」を描くようになります。これが、理想的な背骨の形、つまり衝撃をちゃんと吸収できる背骨の形です。

背骨がカーブしている体は、痛みをはじめとした不調が起こりづらい体と言っていいでしょう。

ところが、さらに成長するにつれて、多くの人の背骨はこの理想形を失っていきます。くり返しお伝えしている「不幸の姿勢」に代表されるように、姿勢が悪くなっていくからです。

首の骨のカーブがほぼなくなる「ストレートネック」、逆に首が前にカーブしすぎる「リバースネック」は、どちらとも、「不幸の姿勢」によって背骨の理想的なカーブが失われた状態です。

これが、頭痛、肩こり、首の痛み、頚椎症《けいついしょう》、椎間板症《ついかんばんしょう》、さらには、めまいや手のしびれ、逆流性食道炎、胸焼けなどにさえつながることもあります。**背骨から自然なカーブが失われるだけで、これほど幅広い不調が起こるリスクが高まってしまう**のです。

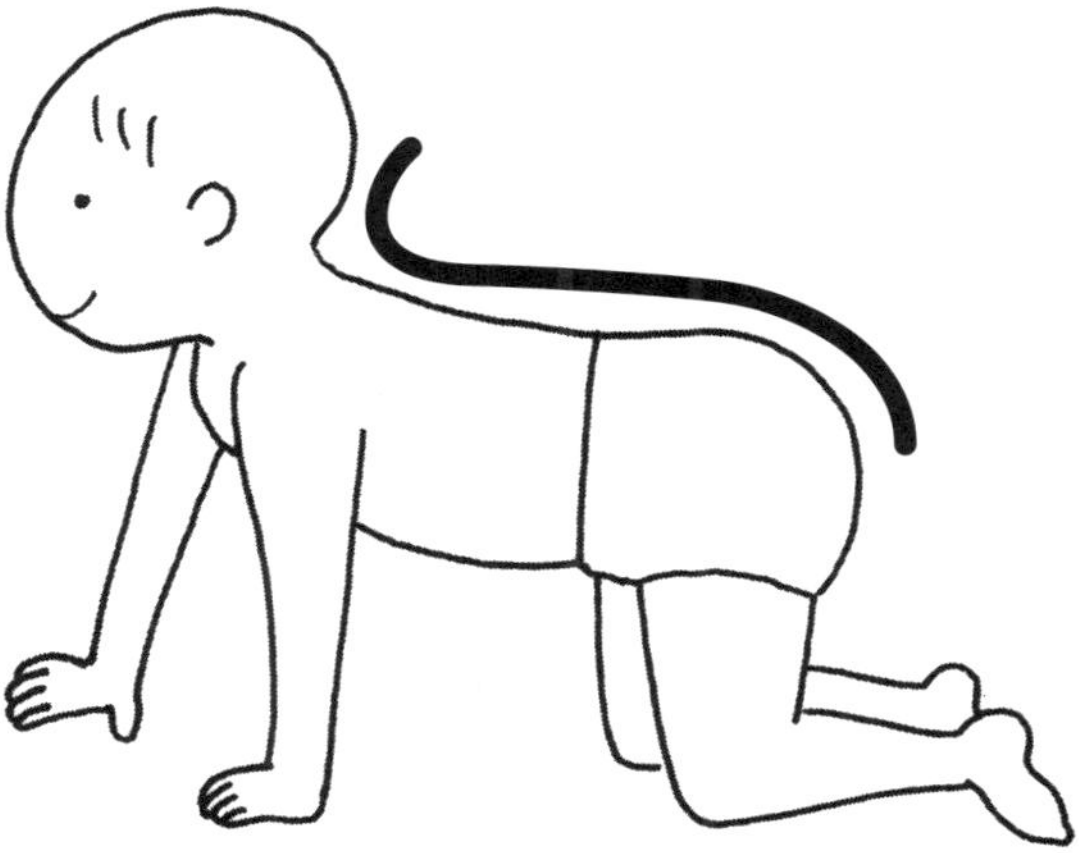

赤ちゃんの頃はお尻から腰、首にかけてCの字を描き、大人になるにつれて上記のようにS字カーブを描くようになる

姿勢の悪さがいかに不調や病気のリスクを高めてしまうか、実感してもらえたと思います。次の第２章からは、それらの痛みとどう付き合っていくのか、また日常習慣のなかで痛みを軽くするコツについてお伝えしていきましょう。

第2章

薬やしっぷに頼らない！痛みとの正しい付き合い方

「あなたの「体」こそ痛みをやわらげる一番の道具」

みなさんのなかには、背骨やひざに問題を抱え、医師から手術をすすめられた経験のある人や、今現在手術を検討中の人もいるかもしれません。

たとえ今はそうでなくても、関節は年をとるにつれて多少なりとも変形していくものですから、けっして他人事ではありません。

ただ、この本を手にとってくださったみなさんには、手術以外の選択肢があることを知ってほしいと思っています。

体にメスを入れる前にできることはあります。「まず手術」で関節を調整したり復元したりするのではなく、**痛みを軽減・解消するために、「自分でできることがある」と考えてほしい**のです。

現に私（友広）の患者さんのなかには、「医師から腰の手術をすすめられた」「ひざの手術をすすめられた」と言っていたのに、「もう痛くなくなったから手術はしない」という選択に至った人がたくさんいます。すべて、これから紹介する「アクティブ・ケア」によって腰やひざを動かし続けた結果です。

手術をしなくても痛みは解消できる

私（友広）は現在、八王子と横浜を拠点に、患者さんにパッシブケア・アクティブケアの両方を施しています。

私の考える「リハビリ」には、やむをえず手術を行った後に体の機能を回復させる以外に、もう一つ大事な目的があります。

それは、適していない状態になっているものを「ふたたび適した」状態に戻す、まさしく〈Re-Habit〉ということ。つまり、**支障が生じている体を「ふたたび日常生活に適応させていく」**ということになります。

慢性的な痛みの場合、手術という選択肢をとらずとも、痛みを解消し、日常生活を支障なく送れるように体を整えていくこと。これこそが、本書で目指すアクティブ・ケアの基本の考え方です。

「痛みが起こりにくい体」は自分でつくれる

これから紹介していく**「アクティブ・ケア」の目的は、今ある痛みをやわらげること。**さらには、**将来的に起こりうる痛みも自分で予防できるようになること**です。

これは、今後もし痛みが生じたとしても早期回復しやすい体に整えておく、ということでもあります。

体のクセはトレーニングによって変えられる

具体的なアクティブ・ケアをお伝えする前に、なぜ、手術やコルセットなどの道具を使わず、自分の力で痛みをやわらげ、予防することをすすめるのか、少しお話しさせてください。

そもそも人間の体には、体を一定の状態に戻そうとする「ホメオスタシス」という機能があります。ホメオスタシスとは、言い換えれば「体のクセ」です。たとえば、「ゴッドハンド」と言われる人の施術を受けても、効果が続くのは2〜3日、長くても1週間程度。また少しずつ、痛みがぶり返すのではないでしょうか。

これは、もとの「痛みが起こりやすい体」の状態に戻ろうとするホメオスタシスの作用と言えます。

では、プロの施術を定期的に受け続けたらどうなるでしょう。おそらく、痛みは少しずつ改善するでしょう。しかし、体のケアを人任せにし続けるとお金もかかりますし、一生、痛みは他人任せ。自分では改善できないことになります。

じつは、プロでなくても体のクセを変えられる方法があります。

それが、「**習慣**」です。

つまり、より好ましいホメオスタシスが働くように、このあと紹介するアクティブ・ケアを毎日行い、習慣にすればよいのです。

「アクティブ・ケア」を習慣づけることで、今の痛みは、少しずつですが、確実により良い状態になることでしょう。

大事なことなのでくり返しますが、痛みを引き起こすもっとも大きな原因は、筋肉の弱化、もしくはコリです。本書でこれらを**自ら調整できる方法を身につければ、徐々に改善していくだけでなく、回復するスピードも速くなり、未然に痛みもふせぐことができるようになります**。

何事も、習慣化するまでが戦いですが、本書で紹介するトレーニングは、90歳を超えた人でもできるような簡単かつ効果の高いものばかり。

ぜひ、自らの手で無理なく、痛みをやわらげる方法を身につけてもらいたいと思います。

「座りっぱなし」は、寿命を縮める自傷行為!?

アクティブ・ケアとしておすすめしたい方法の1つめは、**姿勢の改善**です。

前章で、筋肉の弱化とコリを招く「不幸の姿勢」が、痛みを引き起こすとお伝えしました。このポーズは、放っておくと、生活習慣病などの温床にもなりかねません。

そこでまずは、良い姿勢を保てるような体をつくるために、**強くしなやかな筋肉をつけることが先決**。これもすでにお伝えした通りです。

そのための手っとり早い方法としておすすめしたいのが、**「座りっぱなし」をやめること**です。

長生きしたいなら、1時間に1回立ちなさい

座りっぱなしは、じつによくありません。

1日合計8時間以上座っている人は、座っている時間が1時間以下の人より死亡率が61パーセントも高まるという研究結果もあるくらいです。

長時間の座りっぱなしによって高まる病気のリスクを具体的に挙げると、心筋梗塞、大腸がん、乳がん、子宮がん、骨粗《こつそ》しょう症などです。その他、肥満から高血圧、糖尿病に至るまで、ありとあらゆる生活習慣病のリスクが高まると言っていいでしょう。

アメリカの医療界では「Sitting is a new smoking」（座ることは、新たな喫煙である）という考え方が広まりつつあります。**「座る」という行為自体が、喫煙に匹敵するほど体に悪い**というわけです。

デスクワークで姿勢が崩れ、体を痛めないようにと、世の中には高価なオフィスチェアが数多く出回っています。しかし筋肉や骨の専門家として見れば、た

とえ100万円のイスでも体を守ってくれる保証はありません。

イスに座り続けると血流が悪くなり、痛みの温床になってしまうこともあります。**どんなイスに座るか以上に大事なのは、いかに座っている時間を細切れにするか**。つまり、**デスクワークの合間にも、マメに体を動かすこと**なのです。

たとえば、1時間に1度は立ち上がって肩を回したり、足踏みをしたりする。忘れないように、スマホのリマインダー機能などで、1時間ごとに通知が出るように設定するのもいいでしょう。アップルウォッチをはじめとするウェアラブル端末を活用するのも一つの方法です。


これが難しければ、デスクを離れる「ついで」でもかまいません。

食事をとる、トイレに行く、上司と話す……。

デスクワークが多い人でも、合間合間に立ち上がるタイミングはあるはずです。そこで**立ち上がったついでに、肩を大きく回したり、軽くスクワットしたりするだけでも、筋肉の弱化、コリはだいぶ改善できます**。

1日数回お腹を凹ませるだけで、痛みが遠ざかる

仕事や趣味に向かっていると、つい立つのを忘れて夢中になってしまうこともあることと思います。そこで、座りながら「こり」を軽減させる方法をお伝えします。

ポイントは「**骨盤**」です。

第1章でお話しした「不幸の姿勢」を思い出してください。腰から背中にかけて丸くなり、首を突き出す形になっていました。骨盤も、どちらかというと後ろに倒れている状態になっていると思います。これが、「**骨盤を立てる**」**だけで、すべてが良い具合に調整され、理想的な姿勢になる**のです。

ここで、座ったまま骨盤を立てられるようになる方法を紹介しましょう。

それは**イスに座るとき、浅めに座るようにすることです**。

イスの座面を前から3等分し、前方の3分の1の面積を意識して座るようにしてみてください。背もたれによりかかっていたときより、一気に安定感がなくなると思います。

次に、骨盤を立てるよう意識して姿勢を正すとどうでしょうか。より地面に足もしっかりとつき、背筋が伸びているのを感じられると思います。骨盤を立てるのがわかりにくい人は、**座ったままお腹を凹ませた状態で背筋を伸ばすことを意識してみてください**。これで安定感が増すはずです。

このように、**イスに浅めに座り、「骨盤を立てること」が、痛みの出にくい姿勢をつくるポイント**です。

ただし、筋肉が弱り、こった状態で骨盤を立て続けるのはけっこうしんどいはずです。

イスに座る、地べたに座る、あぐらをかく……どんな座り方でも、骨盤を立てることの重要性は変わりません。とくにアジア圏の人々は、長く地べたに座る住環境だったために、骨盤が後ろに倒れやすく、背中（腰椎《ようつい》）のカーブが失われがちと言われています。現代になり、イスに座る習慣が根づいても、地べたに座る体のクセを引きずっていると言えるかもしれません。

お腹を凹ませるだけで筋肉は鍛えられる

ここでより骨盤を立て、良い姿勢を保てるよう、お腹の筋肉を鍛えましょう。やり方は簡単です。先ほどの要領で浅めにイスに腰掛け、骨盤を立てた状態で、お腹をギューッと凹ませるだけ。細いズボンを履くときの要領です。これを日中、気づいたときに行うようにしてみてください。

これは、「ドロー・イン」と呼ばれるトレーニング法です。

英語だと「Draw-in（引く）」と言うとおり、**お腹を凹ませることで体幹（お腹の内側と背中の筋肉）を鍛えるトレーニング法**です。

信号や踏切を待つとき、電車やバスを待つとき、家事や洗濯、歯磨きをするとき……など、ふだんの生活のなかで実践するチャンスは多々あります。

この**「ドロー・イン」により、わざわざ寝そべって腹筋をしなくても、良い姿勢を保つための筋肉を鍛えることができます**。

もし上手にできていないと感じる人は、下腹部に軽く手をあてて咳払いをしてみてください。手をあてた箇所が硬いと感じられれば、上手にできている証拠です。

私（友広）が診ている患者さんのなかには、開発中の「ドローインベルト」（2018年4月発売予定）を試すことでドロー・インの習慣をつけ、姿勢が良くなった人もいます。

いずれにしても、体幹を鍛えることで徐々に姿勢が良くなり、痛みの出にくい身体をつくることができます。

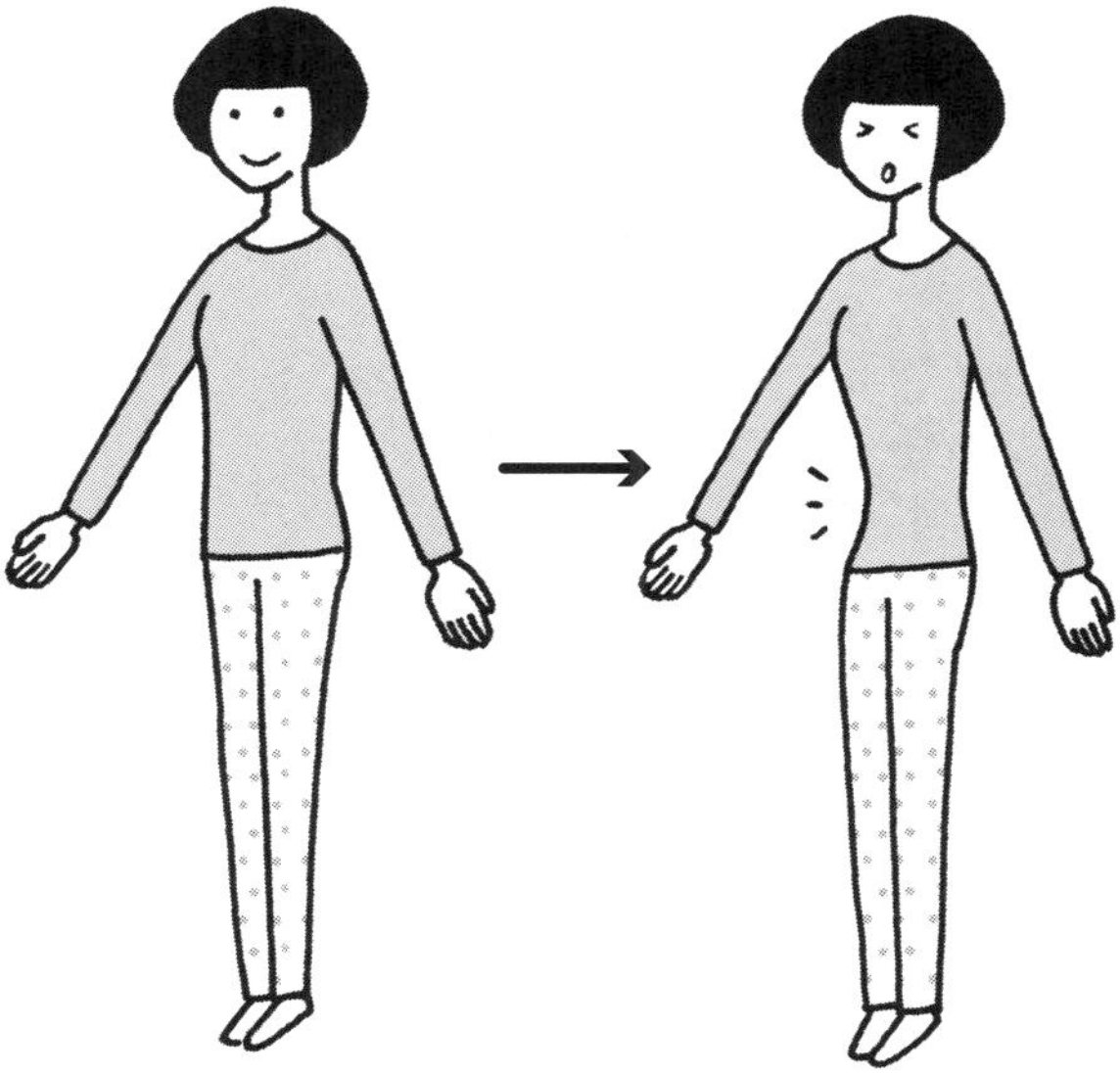

お腹を凹ませることで、体幹（お腹の内側と背中の筋肉）が鍛えられる！

「パソコンモニターの位置を変えると人生が変わる」

デスクワークでは、パソコンを使っている人が大半だと思います。デスクワークが多い人ほど、パソコンの設置状態によって、肩こりや腰痛が生じやすくなると言ってもいいでしょう。

痛みが起こりにくいパソコンの設置法には、２つポイントがあります。

「ひじの角度は90度」が基本

１つめのポイントは「**ひじの角度を90度にすること**」です。

キーボードを打つときに、肩が上がっていませんか？

これは、イスが低すぎて90度を保てていない状態です。**肩が上がった状態でキーボードを打ち続けると、肩や首の筋肉が緊張しっぱなしになり、首の痛みや肩こりが起こりやすくなります**。

これを正すには、まず骨盤を立てて座り直し、腕をダランと下げ、肩が上がっていない自然な状態をつくります。そしてキーボードに手を乗せたときにひじの角度が直角になるよう、イスの高さを上下に調整するのが、肩や首の筋肉に余計な負担をかけない理想の状態です。

2つめは、「**モニターの高さ**」です。

おそらく9割の人はモニターの位置が低く、目線が下がりすぎていると予想されます。モニターは低すぎても高すぎても良くありません。目線が下がりすぎ、あるいは上がりすぎだと、首に余計な負担をかけることになります。

ちょうど良いのは、上部3分の1の高さ、目線が当たるくらいの位置にモニターを置くことです。分厚い冊子をモニターの下に敷き、高さを出しましょう。

落下の危険がないよう、土台はしっかり安定させてください。
高さが出たら、座った状態でモニターが見にくくないか確認しましょう。
昇降可能なモニター台が市販されているので、それを使うのも有効です。

ノートパソコンは、キーボードとモニターが一体となっているために、とくに目線が下がりがちです。外出先でノートパソコンを使う場合はともかく、**自宅や会社でノートパソコンを使う際には、ノートパソコンのモニターだけを使い、外付けのキーボードを使うことをおすすめします**。

そしてデスクトップ同様、目線がモニターの上部3分の1くらいになるよう、先ほどと同じように分厚い冊子などの上にノートパソコンを乗せましょう。

骨盤を立てた姿勢で、キーボードに対して腕は直角になるよう、イスの高さを調整する。そして目線がモニターの上部3分の1になるようにモニターの高さを調整する。この2つの方法をとることで、背骨が美しくカーブした、痛みの起こりにくい姿勢になります。

モニターの上部1/3の高さに
目線がくるよう設置するのがベスト
モニターの下に分厚
い冊子などを置く

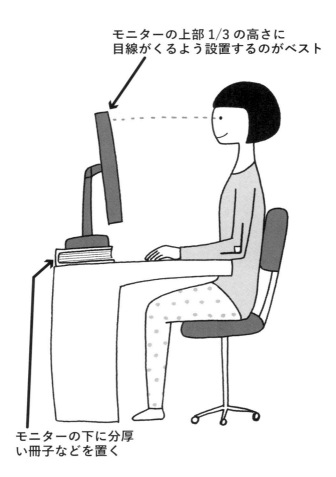

イスを変えるだけでパフォーマンスは2〜3割上がる

骨盤を立てるためには、イスを変えるというのも一つの方法です。

たとえば市販されている「アーユルチェア」（写真）は、普通のイスの3分の1ほどの面積の座面しかありませんが、座ると骨盤が立つような設計になっており、自然と正しい姿勢になります。

良い姿勢は、第1章でもお伝えしたとおり、さまざまな体内機能を司る自律神経の働きをスムーズにします。

体内機能が向上すれば、頭の働きも向上して不思議はありません。**姿勢を整えるだけで、運動や勉強、仕事のパフォーマンスが2〜3割上がる**と言っても、けっして大げさではないでしょう。

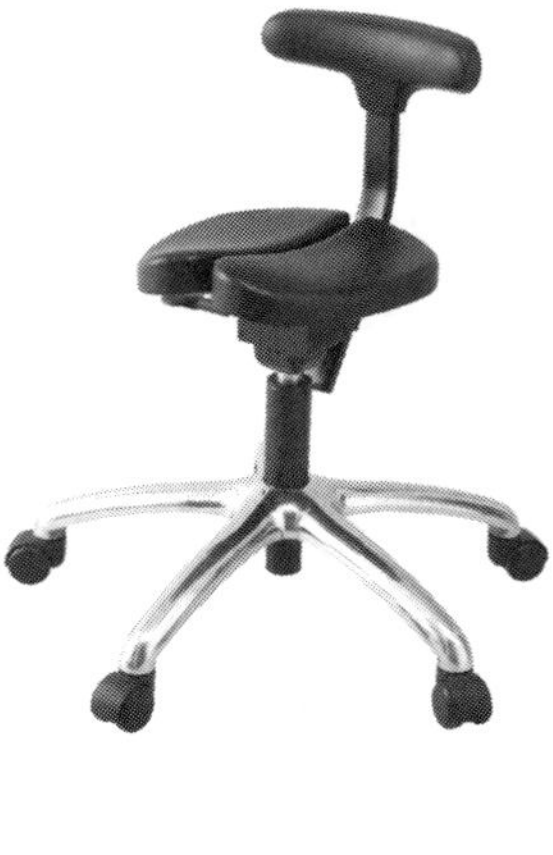

スマホ姿勢が「悲劇」を呼ぶ

今や電車のなかで本を読む人より、スマートフォン（以下スマホ）をいじっている人のほうが圧倒的に多くなっているようです。

本もスマホも、顔を下に向け、首に負担をかける姿勢になることには違いありません。ただ、とりわけ小さな画面に集中する「スマホ姿勢」で、体への負担はいっそう増していると考えられます。

先ほどお話ししたとおり、大人の頭の重さは、5キロくらいと言われています。寝ているときを除いて、**私たちの首には、つねに5キロもの負担がかかっている**ということです。

ただでさえけっこうな負担がかかっているのに、首が前に傾くほど頭の実質的な重みが増し、首への負担も大きくなっていきます。

首にかかる頭の実質重量は、首の傾きが15度だと約12キロ。この時点で、すでに通常の倍以上の負担です。さらに30度だと約18キロ、45度だと約22キロ、そして60度になると約27キロにもなるとされています。

次ページのイラストと照らし合わせてみると、電車のなかでよく見る「スマホ姿勢」は、たいてい、首の傾きが60度くらいではないでしょうか。

通勤中にスマホでSNSを眺めたり、ゲームをしたり――こんな何気ない習慣によって、中枢神経の通り道でもある大事な首の骨に、通常の約5倍もの負担をかけているということです。

負担をかけ続けると、肩こりや頭痛の原因になりかねません。

ここで、首への負担を減らせるスマホ姿勢を紹介しましょう。

右手でスマホを持つ人は左手で握りこぶしをつくり、右脇の前に構えます。その左手こぶしの上に右手の二の腕を乗せるようにしてスマホを見てみてくださ

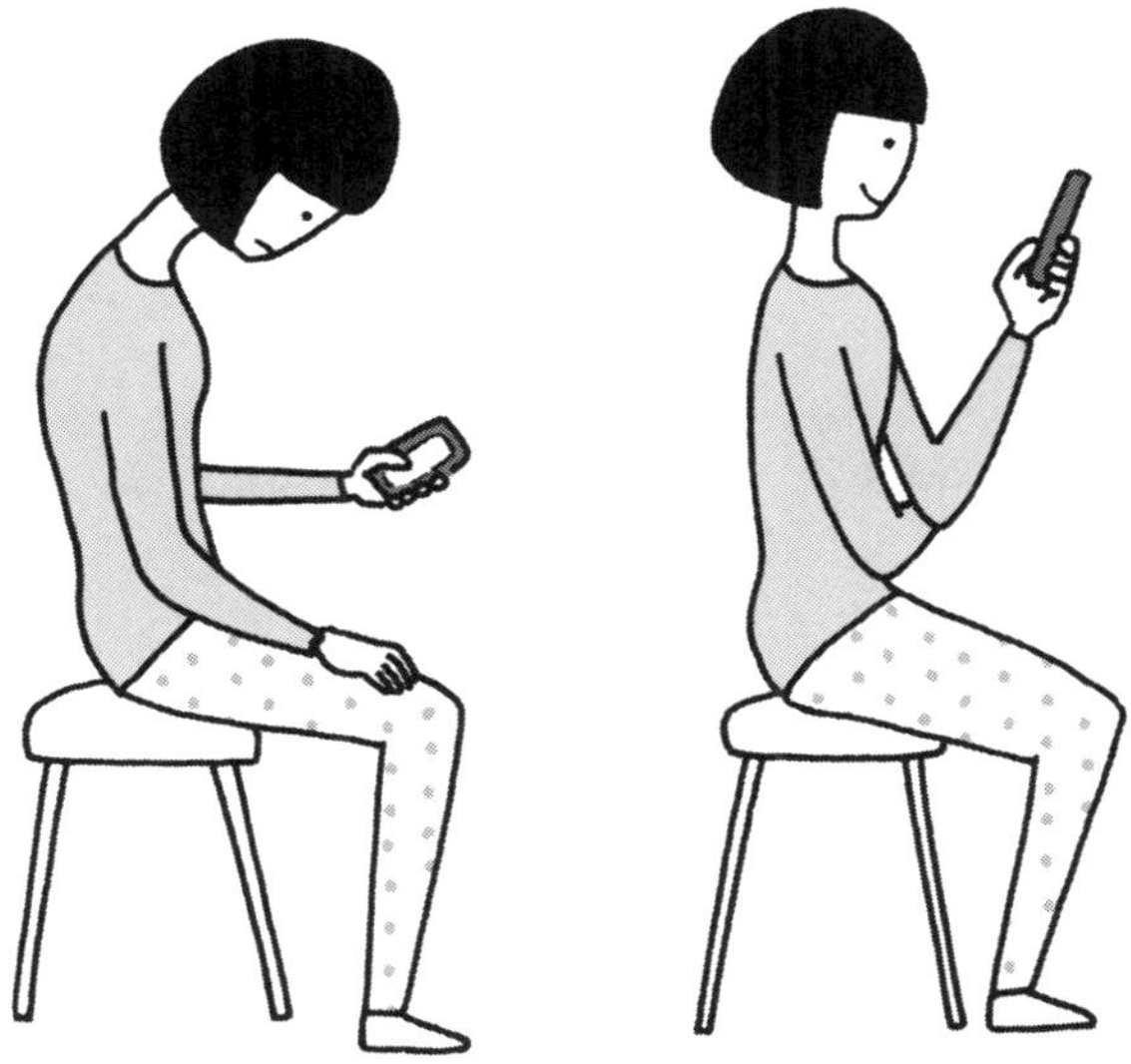

✕ ダメなスマホ姿勢	○ 良いスマホ姿勢
↓	↓
首の骨に通常の約5倍もの負担をかけている！	首がまっすぐになり負担が減る
↓	↓
肩こりや頭痛の原因になりやすい	肩こりや頭痛になりにくい

い（左手でスマホを持つ人は、右手で握りこぶしをつくり、左脇の前に構えます）。

左手こぶしの支えがない状態でスマホを見るより、首がまっすぐになり、首の負担も大幅に減るはずです。

1日2リットルの「水分」が痛みづらい身体をつくる

強くしなやかな筋肉をつけ、痛みが生じにくい体をつくるためには、水分補給も見過ごせません。

たとえば、カラカラに乾いたビーフジャーキーは、簡単に手で切れてしまいます。しかし、水分を豊富に含んだ生の牛肉は弾力があり、そう簡単には手で切れません。自由自在に曲げることもできます。

少し極端なたとえかもしれませんが、水分が足りない体と水分が十分に行き渡っている体とでは、筋肉のしなやかさに大きな差があるということです。**みずみずしい筋肉は弾力があるぶん、痛みづらく回復力に富んでいる**のです。

水分補給の重要性は、これだけにとどまりません。

体内の水分量が増えると血液量が増え、全身の血液循環が良くなります。血液には、栄養素や酸素を各臓器に運ぶ役割がある一方で、老廃物や疲労物質を回収し、排泄《はいせつ》へともっていく役割もあります。

ですから水分が十分に行き渡り、血液循環が良くなると、この両方の働きがスムーズに行われるようになるのです。

足がむくむのも「つる」のも、水分不足が原因

また、夕方になると足がむくむという人も多いことでしょう。

じつはこれも、水分不足が原因かもしれません。

むくみは水分のとりすぎが原因と思われている節がありますが、じつは多くの場合、逆に**水分が足りず、体が水分を溜め込もうとするためむくむ**のです。

そのほか、夜中に足がつりやすいという多くの場合は、軽度の脱水症状だと言えます。

人間の筋肉は脳からの電気信号で動いています。人間の身体の80％程度は水分で構成されていて、その電気信号はその水分を媒介にして身体の隅々に電気信号を送っています。もしその媒介である水分が枯渇したら、当然、その電気信号がうまく伝わらず、〝足がつる〟という状態に陥ってしまいます。

私の患者さんには、この足がつるという症状を持っている人が多いです。なかでも水分を摂取しているかという問いに対して、ノーと答えた人はともかく、イエスと答えた人の多くは、後述するように利尿作用の高いお茶だけを飲んでいる人がほとんどです。ところが水を飲む習慣をつけたところ、それだけで症状が改善され、人生が変わったと話します。

水分をとるだけでむくみや「つる」のをふせげるほか、体内ではカロリーが消費され、ダイエットにつながるという一面もあります。

水を飲むと、食道や胃に冷たさを感じることがありますが、すぐにその感覚は消えると思います。体がカロリーを使って水の温度を上げているからです。

このように、水分をふんだんにとるメリットは、計り知れません。

十分な水分補給によって、高血圧や高脂血症、動脈硬化、血栓症、便秘の予防・解消、さらには新陳代謝の促進、肌の若返り効果などもあると言われています（ただし、心臓や腎臓、肝臓にすでに疾患のある人、高血圧で利尿薬を常用している人が水分をとりすぎると危険な場合もあります。該当する人は主治医と相談してください）。

理想は1日に3リットルの水分をとること。多いと感じたかもしれませんが、ここでいう「水分」には、料理に使われる水も含まれます。

とくに和食は、ご飯を炊く際に米の重量以上の水を使うほか、味噌汁の水分もあります。ご飯と味噌汁以外にも、酢の物、煮浸しなどで、だいたい1日に1リットルは水分補給ができると考えていいでしょう。

洋食でも、献立にスープが入っていれば、一定の水分補給になります。

水分が不足すると……

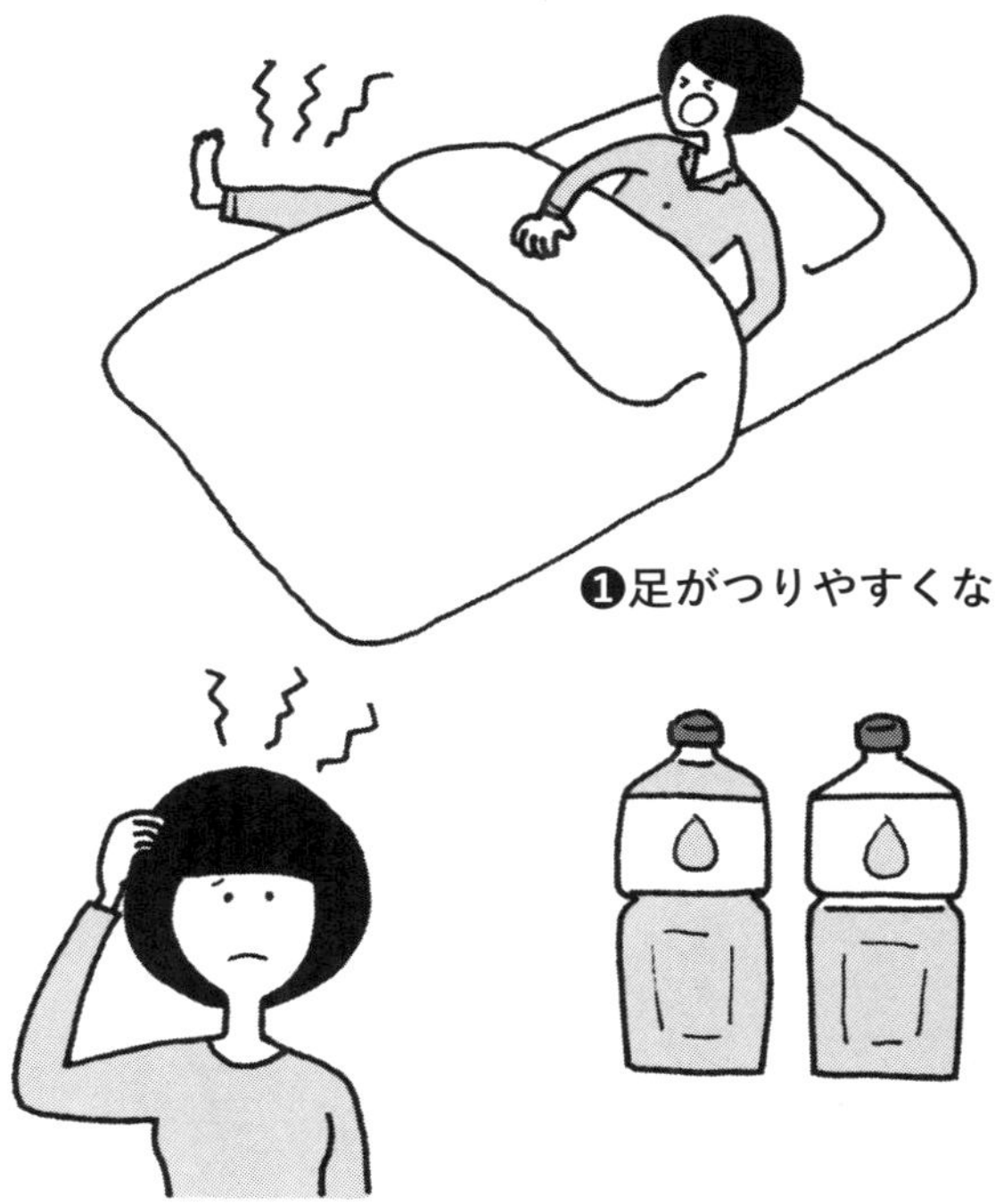

❷お酒を飲んだ翌朝
頭が痛くなりやすい ⟶ 1日3ℓの水が解決する

麦茶はOK、緑茶はNG

ジュースや牛乳も、食事からとる水分にカウントします。ただし、ジュースには糖分も多く含まれています。血糖値が高くなると糖尿病のリスクが増すので、飲み過ぎには注意してください。

1日500ミリリットル〜1リットルは食事で補給し、**残り2〜2・5リットルは、水を飲んで補給**するといいでしょう。麦茶もおすすめです。

ちなみに、**コーヒー、お茶（緑茶）、お酒は水分補給にならない**ので注意してください。これらの飲み物には利尿作用があり、のどは潤った気がしても、摂取した量と同等か、それ以上の水分が尿となって体の外に出てしまうからです。

もちろん良い面もあります。**コーヒーとお茶に含まれるカフェインには、覚醒効果や脂肪分解を促す効果がある**と言われています。また、**お茶のカテキンには体をサビから守る抗酸化作用や抗菌作用がある**とされています。

コーヒーを飲む人のほうが長寿という研究報告もありますし、日本人にはお茶を飲む習慣があったために、敗戦後の不衛生な環境下でも、感染症などが流行りにくかったという話もあります。

ただし利尿作用があることを考えると、飲みすぎはやはり禁物です。**コーヒーとお茶は1日に1~2杯にとどめ、食事以外の水分は「水か麦茶で補給する」**と考えてください。

なお水や麦茶は、朝・昼・晩に飲む量を調節できるようになるとベストです。できるだけ朝・昼にたくさん飲み、晩は量を少なくしましょう。トイレに行きたくて目が覚めるということもふせげます。今まで水を飲んでいなかった人が急に飲むようになると、最初は膀胱《ぼうこう》がびっくりしてトイレに行く回数も増えるでしょう。しかし、1~2週間も経てば、以前のような頻度に落ち着くはずです。

こまめに水分を補給することで筋肉をしなやかにし、痛みづらい身体をつくっていきましょう。

朝日を浴びることは、痛みをやわらげる朝の儀式

この本を読んでいる人のなかには、夜に体が痛んで眠れないという人もいるのではないでしょうか

夜ベッドに入ってもしばらく寝付けない。ようやく寝付けても夜中に目が覚めてしまう。そのため「万年睡眠不足」で、日中のパフォーマンスも上がりづらい……。

そんな人におすすめしたい習慣があります。

それは、**朝起きたら朝日を浴びること**です。

朝日を浴びると、セロトニンというホルモンが分泌され、心身を覚醒させます。

これは夜の睡眠にとっても重要になってきます。朝日を浴びて分泌されるセ

ロトニンは、夜になるとメラトニンという、睡眠を司るホルモンに変化するからです。**朝日を浴びることが、夜の快眠にもつながる**のです。

セロトニンには、これ以外にも、さまざまな役割を担っています。なかでも、みなさんにとって耳寄りと思われるのは、**痛みの軽減作用**です。端的に言うと、セロトニンが分泌されるほど、痛みがやわらぐ可能性が高くなるということです。

つまりセロトニンは、**痛みそのものを軽減しつつ、夜にはメラトニンに変化して快眠をもたらすという、二重の効果がある**というわけです。

呼吸を工夫するだけでよく眠れるようになる

痛みをやわらげ、安心して眠れるようになりたい人は、**呼吸を工夫することがおすすめ**です。なぜなら**自律神経のなかで、唯一自分でコントロールできる**

のが〝呼吸〟だからです。

次の「4―7―8呼吸法」は、医学博士で東洋医学にも造詣《ぞうけい》の深かったアンドリュー・ワイルが、末期ガン患者の痛み緩和のために考案した方法だと言われています。

肩こりや腰痛など、体の痛みがあるときや、その痛みのせいで寝つきが悪いときにも行ってみてください。実際に私（福島）も試しましたが、**この呼吸法により格段に寝つきが良くなり、以前は3～4時間ほどだった睡眠時間が、今では7～8時間も確保できるようになりました**。

やり方はこうです。

まず4秒かけて息を吸い、7秒間息を止め、8秒かけて、口をすぼめて細く息を吐きます。

息は「少しずつ」吐くのがポイントです。目の前にある羽毛が遠くに飛んでいってしまわないようなイメージで行います。これを9セットほどくり返し

4-7-8 呼吸法

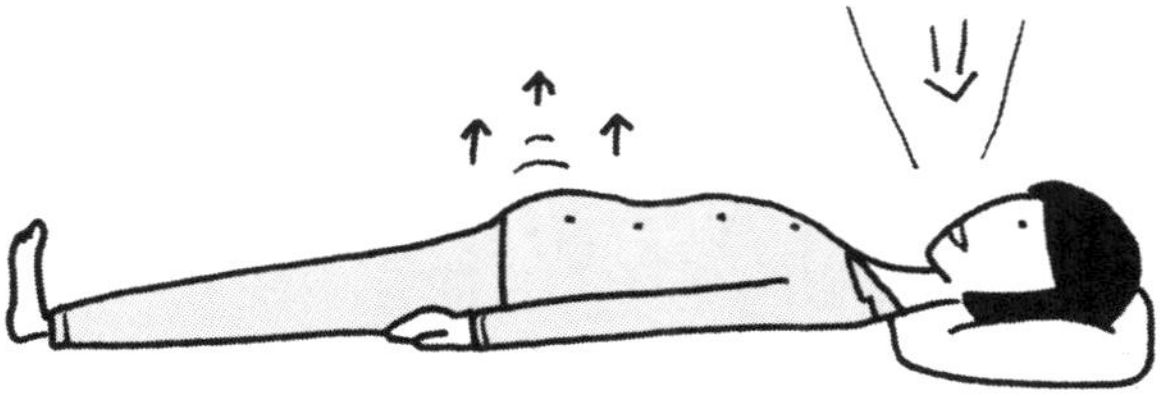

❶4秒かけて息を吸い、7秒間息を止める

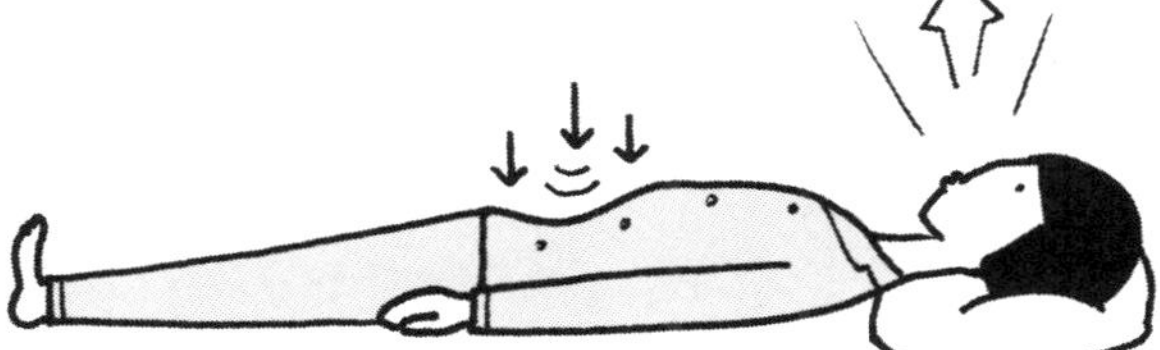

❷8秒かけて細く息を吐く（口はすぼめる）

ます。

1セットあたり19秒間ですから、9セットを行うと約3分。その間に次第に心身がリラックスし、眠気が起こり、以前より寝つきが良くなるはずです。

また夜中に目が覚めてしまい、ふたたび眠りにつけないときにも、この呼吸法はとても有効です。

息を吐くときは、吸う時間の倍の秒数で行います。もし4秒で吸って8秒で吐くのがつらければ、3秒で吸って5秒間息を止め、6秒で吐くのでもかまいません。

睡眠時間が増えると、翌日のパフォーマンスが大幅に変わります。朝の目覚めも変わってくるので、夜眠れないという人は、ぜひ試してもらいたいと思います。

「階段」を使うだけで、痛みに強い身体はつくれる

筋肉を強く、しなやかにする「アクティブ・ケア」は、日中のちょっとした合間にも行うことができます。

通勤電車で、席取り競争をしていませんか？　電車を降りたらエレベーターやエスカレーターにまっしぐらではないでしょうか。ちょっとした近所のお店にも車で行き、歩く機会は必要最低限という人も多いと思います。

これらの行動は、強くしなやかな筋肉をつけるせっかくのチャンスを棒に降っているようなものです。

とくに**朝の通勤中に座るのは良くありません**。電車で座れたら、多くの人は眠ってしまうものでしょう。すると家を出る前に朝日を浴びてオンになった心

身がいったんオフになり、職場に着いてからも、仕事モードに切り替わるまで時間がかかります。**一度オフになった身体をオンにするには、時間と体力と神経が朝の2倍必要になる**とも言われているくらいです。通勤電車で寝ることが、日中のパフォーマンスを自ら下げることにつながっているのです。

そのうえ、先ほどスマホ姿勢のところでも触れましたが、居眠りの姿勢は首に大きな負担をかけます。

ちなみに、同じ「寝る」でも、**「昼寝」はおすすめ**です。ひと仕事済ませ、ランチの後に30分だけでも眠ると、体も頭もリフレッシュされて、午後のパフォーマンスも上がりやすくなるでしょう。

「あとで昼寝できるから」と考えて、朝は眠いのをぐっとこらえ、電車で目の前の席が空いたとしても、座らないようにしてみてください。

ずっと立ちっぱなしがつらい人は、**降りる駅の2駅ほど手前から立ち上がり、座っている時間を5～10分減らすだけでも、日中のパフォーマンスを上げるきっかけになる**はずです。

また、日常的に車を運転している人は、スーパーなどで駐車する際、**いつもよりあえて遠い場所に車を止めて歩く距離を増やすなど、工夫するのも良いでしょう**。

最初はしんどいかもしれませんが、慣れてくればきっと、朝から体も頭もキビキビ働くことを実感するはずです。朝のスタートダッシュが、良いパフォーマンスにつながります。適度に筋肉を鍛え、今の痛みはもちろん、将来的な痛みもふせいでいきましょう。

立っている間にできる効果的な運動とは？

せっかく立つ時間を増やすのなら、その時間を効果的に使いたいものです。

「かかとの上げ下げ運動」や「ドロー・イン」（81〜83ページ参照）**をすれば、ふくらはぎ、お腹、背中の筋肉が鍛えられます**。

エスカレーターやエレベーターもなるべく使わず、電車を降りたら階段に向かう……。そんな行動も、筋肉を鍛える一つの方法です。その際、**ドロー・インをしながら階段を上がれば、下半身の筋肉も自然と鍛えられていきます**。

強くしなやかな筋肉をつけるには、「習慣化」がもっとも重要です。

通勤などで出かける際、いつもの通り道に筋肉を鍛える習慣を組み込んでしまえば、意外と簡単に、手っとり早く「痛みが起こりづらい体」をつくることができます。

立っている間に効果的に下半身を鍛える方法

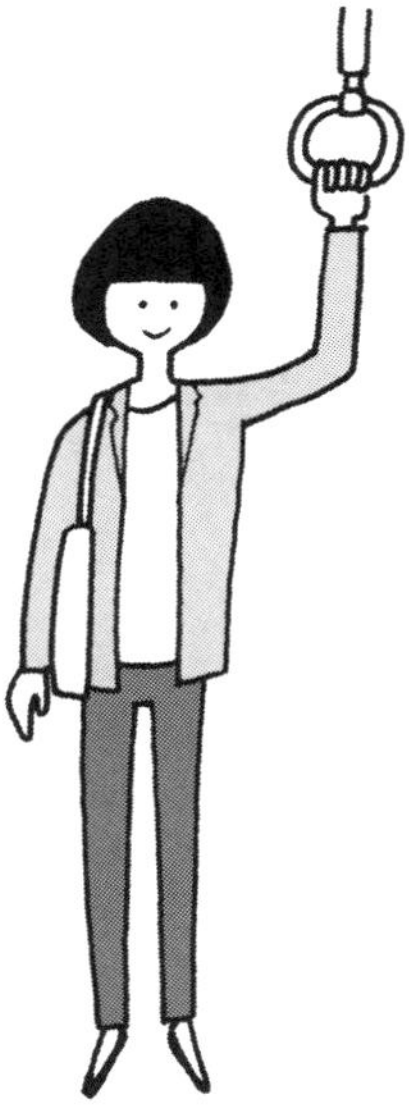

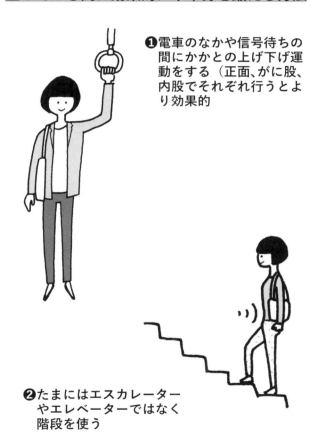

❶電車のなかや信号待ちの間にかかとの上げ下げ運動をする（正面、がに股、内股でそれぞれ行うとより効果的

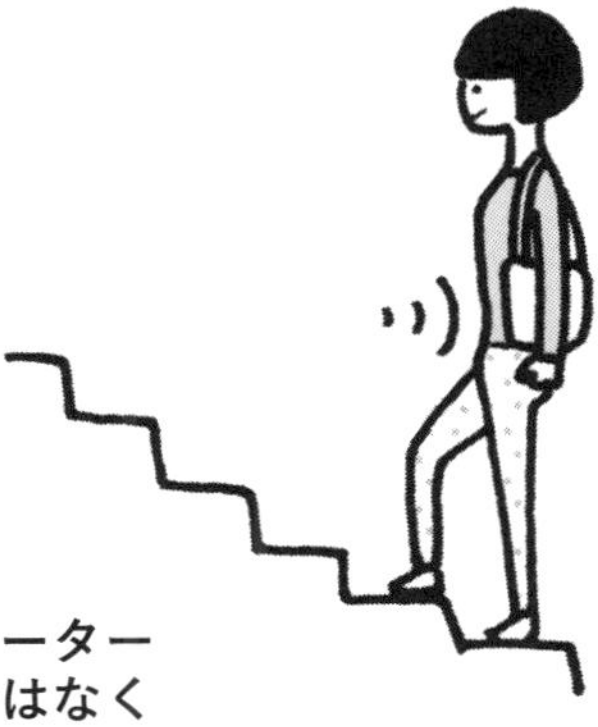

❷たまにはエスカレーターやエレベーターではなく階段を使う

「心」がしんどいときほど、「体」を動かしたほうがいい

体に痛みがあると、心にも悪影響を及ぼします。

腰が痛くて、朝起き上がるのがつらい。ひざが痛くて、歩行や階段の昇り降りのたびに顔をしかめてしまう。頭痛や肩こり、首の痛みのせいで仕事に集中できない……など、痛みがあると大なり小なり生活に支障が生じ、気が滅入ってしまいます。

本当はもっと出かけたいと思っていても、痛みがあるだけで必要最低限の外出にとどまってしまいがちです。引きこもりがちになると、筋肉もだんだん衰えていきます。

体力が落ちるため、ますます外出が減り、ますます気分が落ち込み……とい

う悪循環になりかねません。放っておけば、うつ症状が出始める危険すらあります。

うつ症状にある人の多くが、体のどこかに痛みを抱えているという傾向があるとも言われています。これは「鶏が先か、卵が先か」という話で、**「体の痛み」が「心の痛み」につながり、心の痛みが体の痛みにつながっている**と考えられるためです。

心療内科に駆け込めば、きっと抗うつ剤を処方してくれることでしょう。もちろん、それで病が治り、仕事に復帰する人もたくさんいることと思います。

しかし長期にわたって投薬を行っても、なかなか職場復帰できない人もいます。そういった人たちは、投薬という選択だけでは根本的な解決には至っていないのかもしれません。

抗うつ剤の多くは、心身の活動度を鎮静《ちんせい》する作用があり、服用すると体がズーンと重くなります。ますます動かなくなることで体力が低下し、筋肉が弱まり……と、むしろ心も体も、痛みをさらに悪化させてしまう可能性が高いのです。

この悪循環を断つには、体を動かすのが一番です。

実際、私（友広）の診ている患者さんのなかには、すでにうつ症状を抱えている人も多く訪れます。心療内科で抗うつ剤を処方されているという人もいます。

落ち込みがちなときこそ体を動かそう

体に痛みを抱えつつ、さらに「気分を上げたい」「薬を減らし、ゆくゆくは断薬したい」――こんな切実な思いを持つ人たちに、私（友広）は「まず、体を動かしましょう。毎日5分、歩くことから始めましょう」と言います。

みなさんのなかにも、痛みのせいで気が滅入《めい》ることが多い、という人がいるかもしれません。すでに体を動かすことが億劫《おっくう》になっている人もいるでしょう。

ただ、動かなくなればなるほど、体の痛みと心の痛みの悪循環にはまりやすくなります。**落ち込みがちなときこそ、痛みの出ない範囲で体を動かすことを**

おすすめします。

つらいときこそ身体を動かすことで、37兆個とも言われるあなたの細胞の一つひとつが、「おっ、エネルギーを必要としているな」と感じ、少しずつ力を貸してくれるはずです。**運動量が上がる＝薬を徐々に減らすことができる**と言っても過言ではありません。

思い切って体を動かしてみると、気分が晴れてきます。何かができたという達成感は、あなたの自信へとつながっていきます。そして体を動かすほどに、筋肉は強く、しなやかになり、それにともなって痛みもやわらいでいくでしょう。

「急性の痛み」におすすめのアイシング

ここまで、日常習慣として行える「アクティブ・ケア」を紹介してきました。

すでにくり返しお伝えしてきたように、今ある痛みを徐々にやわらげ、将来的な痛みも予防していくには、筋肉を強く、しなやかにしていくのが一番です。

ただ、ときには「今すぐこの痛みを何とかしたい」ということもあるでしょう。

そこでおすすめしたいのが**アイシング**、つまり痛い部分を冷やすことです。

近年、東洋医学の価値が見直されているためか、とくに女性の間で「体を温めること」が重視されているように思います。

肩こりなどの痛みも、痛い部分を温めることで対処しようとする傾向が強いようで、ドラッグストアに行けば、さまざまな「温めグッズ」が販売されています。

温めると、リラックス効果とも相まって、気持ち良いことはたしかです。効能的にも、筋肉がほぐれ、血行が良くなるので、肩こりや慢性腰痛など筋肉のコリからくる痛みがある場合は、温めるのも間違いではありません。

ただし厳密に言えば、筋肉痛になるような激しい運動をしない場合でも、**筋肉は「使う前には温め、使った後には冷やす」**のが基本です。**起床後は温め、1日の終わりには、後ほど紹介するアイシングの方法で冷やすといいでしょう。**

さらには、**「炎症」からくる急性の痛み、たとえば捻挫《ねんざ》、ぎっくり腰、筋肉痛は、温めると炎症がさらに促進されてしまう危険があるため、すぐに冷やすのが正解**です。

頭痛は、起こり方によって対処法が分かれます。

- **緊張性頭痛**（頭頸部の筋肉の過緊張からくる頭痛。締め付けられるような鈍い痛みを生じる）——冷やす、温める、どちらでも可

●**偏頭痛**（血管の炎症からくる頭痛。脈に合わせてズキンズキンとした痛み）
——冷やす

●**群発性頭痛**（ストレスが原因と考えられるが、原因不明の頭痛。目の奥をえぐられるような、堪えがたい痛み）——投薬が基本

※**例外　脳出血や脳梗塞による頭痛**（「バットで殴られているような」と形容されることもある、堪えがたい痛み）——救急へ

トップアスリートも実践するアイシング方法とは

アイシングに使うのは、食品についてくる保冷剤で十分です。

ちなみに湿布《しっぷ》は、おすすめしません。塗布された鎮痛剤を身体の中で分解するため、肝臓が余計に働くことになって負担が大きいためです。

そもそも湿布を貼るとヒンヤリするのは、単に皮膚から熱を吸っているだけで、**筋肉や細胞そのものを冷やす効果は非常に低い**と思われます。もしどうし

〈頭痛の主な対処法〉

頭痛の種類	主な症状	対処法
緊張性頭痛	頭頚部の筋肉の過緊張からくる頭痛。締め付けられるような鈍い痛み	冷やす、温める、どちらでも可
偏　頭　痛	血管の炎症からくる頭痛。脈に合わせてズキンズキンとした痛み	冷やす
群発性頭痛	ストレスが原因と考えられるが、原因不明の頭痛。目の奥をえぐられるような、堪えがたい痛み	投薬が基本
脳出血や脳梗塞による頭痛	「バットで殴られているような」と形容されることもある、堪えがたい痛み	救急へ

ても使いたい場合は、後述のアイシング方法が行えない就寝中に使用すると効果的です。薬剤が入っていない冷やすタイプのものであれば、肝臓や内臓に負担をかけることはありません。

アイシングのやり方は、まず、薄手のタオルや丈夫なキッチンペーパーに保冷剤を包み、サポーターなどを使って痛みのある部分（患部）に固定します。15〜20分後に患部からいったん外し、40分後に、保冷剤を再度15〜20分間、患部に当てるようにします。

痛みの度合いにもよりますが、このように15〜20分間冷やしては外し、40分後にまた冷やす、というのを3回ほどくり返せば、炎症が沈静化し、痛みも格段に引いていきます。

このアイシング法は、私が実際に多くのトップアスリートに行っているものです。**鎮痛剤など使わなくても、患部を冷やすだけで天然のモルヒネ効果が得られる**と言ってもいいでしょう。

ひょっとしたら、「アイシングによって内臓まで冷えてしまうのでは……？」

トップアスリートも実践するアイシング

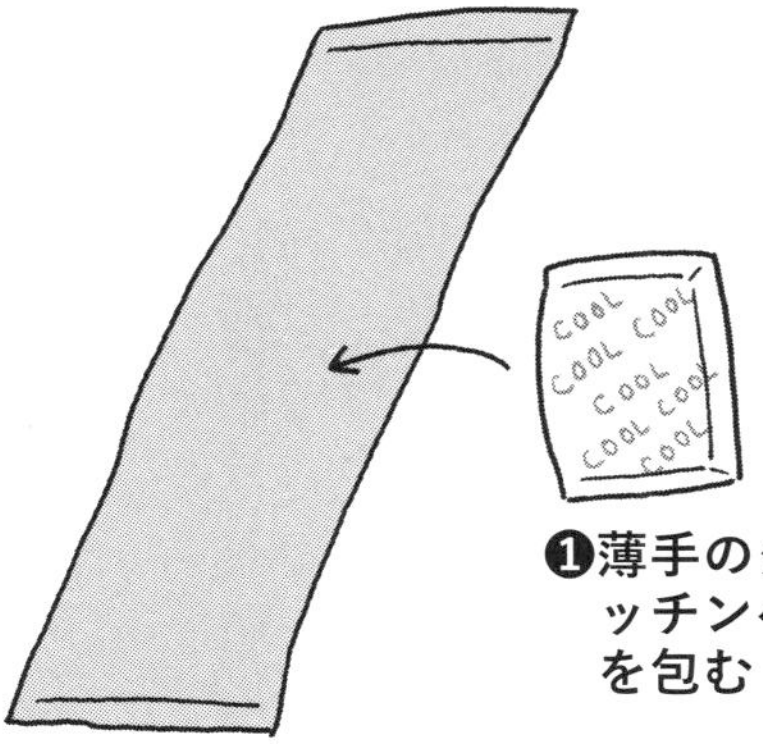

❶薄手のタオルや丈夫なキッチンペーパーに保冷剤を包む

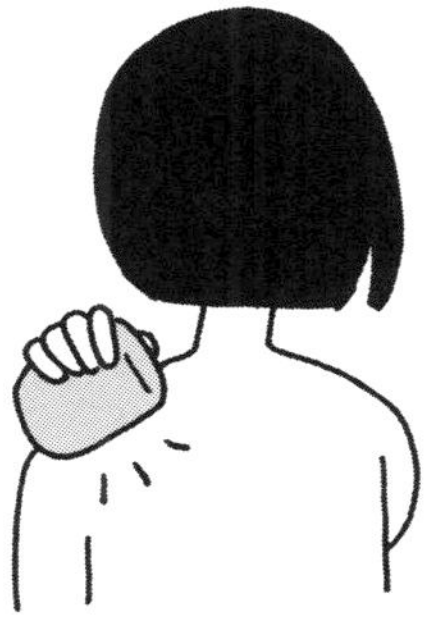

❷サポーターなどを使用し、痛みのある部分を固定する。15-20 秒後にいったん外し、40 分後に再度患部にあてて冷やす

という不安がよぎった人もいるかもしれませんが、ご安心ください。**体の表面に保冷剤を当てて筋肉を冷やしたくらいでは、体の内部まで冷えることはありません**。

また寒い日は、**患部は冷やしながらコタツに入ってもかまいません**。

最近ではアイシングを行うことに否定的なトレーナーもいるようです。ただ私自身、長くアスリートや患者さんを診てきて、炎症を抑え、痛みを少なくするために行うアイシングがとても有効であることに自信を持っています。アイシングには、大きな鎮痛効果が期待できるのです。

それでももちろん、「痛みが起こりやすい体」になっているという根本的な問題を解決するには、筋肉を強く、しなやかにする必要があるという大原則は、忘れないでください。

今紹介したアイシングは痛みの応急処置のようなものと考えて、「アクティブ・ケア」を習慣づけ、根本的に「痛みの起こりにくい体」をつくっていきましょう。

第3章

「アクティブ・ケア」を始めよう！
人生が変わる1日1分ストレッチ

ストレッチは2日に1回、1分でも合格

ストレッチやトレーニングをして体を動かし始めると、筋肉が変化し始めます。

筋肉は一本一本の筋繊維によってできていますが、運動をすることでその筋繊維が傷つき、切れてしまうのです。

こう言うと筋肉が弱くなる感じがしますが、そうではありません。

一度切れた筋繊維は、タンパク質などによってすぐに補修されます。1本が2本になり、2本が4本になり、その1本1本が強く、そして太くなることで、筋肉は鍛えられていくのです。

筋肉には「48時間」という賞味期限がある

しかし、この切れて強くなった筋肉には、じつは賞味期限が存在します。

様々な研究によると、一度強くなった筋肉、大きくなった筋肉の賞味期限は48時間。つまり、筋肉は**大きくなった状態が48時間は続くけれども、何もしないと、その後に収縮を始める**ということなのです。

せっかく頑張って鍛えてもこれでは残念ですが、**トレーニング貯金は、すべての人において約2日間と、平等**なのです。

これは、毎日つらいトレーニングをしなくても48時間の猶予が与えられるということでもあります。つまり、**最低でも2日に1回、少しでも体を動かすようにすれば、トレーニングした状態が持続するということ**。**痛みを軽減することにもつながります**。

もちろん、毎日行ったほうが、効果の出るスピードが速くなるのは事実です。

ですが、続かなくては意味がありません。

ある研究によると、運動は2日に1回が一番長く続くというデータもあります。

ですから、ふだん体を動かす習慣がない人こそ、まずは2日に1回、体を動かすことから始めましょう。

これから紹介するストレッチは、どれも軽く体を動かすものばかり。慣れてきたら、毎日でもかまいません。あなたに合った習慣をぜひ探してみてもらいたいと思います。

ストレッチを始める前に知っておきたい3つのポイント

ストレッチを始めるにあたり、大切なことが3つあります。

1つめは、呼吸をするということ。とくに深呼吸には瞑想効果があると言われ、ゆっくりと息を吸って吐くと、酸素が体に行き渡り、血圧が安定します。

2つめは、痛みのない範囲で行うということ。痛いのに無理して体を動かすと、筋肉を痛めてしまいかねません。あくまで、無理のない範囲で行いましょう。

3つめは、水分補給やアイシングをしながら、筋肉痛とうまく付き合っていくこと。第2章でも紹介した通り、水分をきちんととることで、足がつったりむくんだりするのをふせぐことができます。また適切なアイシングを行うことで、運動によって起こる炎症が沈静化し、痛みも引いていきます。

\ EXCERCISE /

4-7-8呼吸法

❶ 4つ数えながら息を吸う

❷ 息を止めて7つ数える

❸ 8つ数えながら息を吐く。これを3回くり返す（目の前に羽毛があるとイメージし、その羽毛が飛んでいってしまわないように静かに、細く長く息を吐いていくイメージで）

＊ 最初は、3つ数えて息を吸い、息を止めて5つ数え、6つ数えながら息を吐く「3-5-6呼吸法」でもOK

＊ 102～104ページで紹介した4-7-8呼吸法と同様です

第1章
第2章
第3章
第4章
「アクティブ・ケア」を始めよう!
人生が変わる1日1分ストレッチ

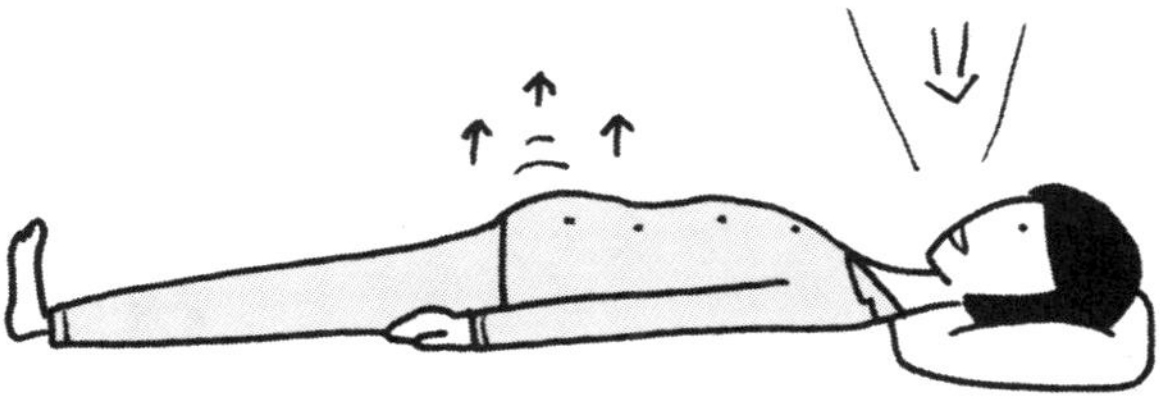

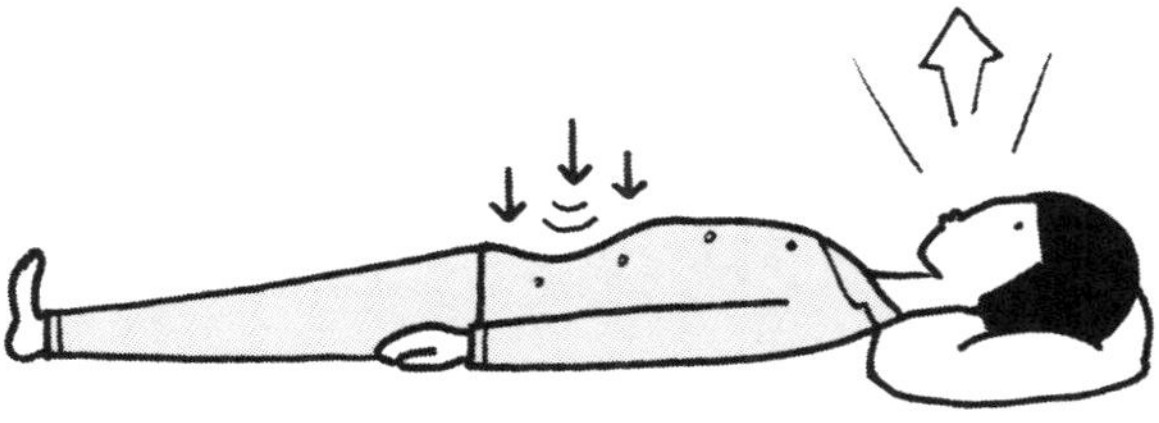

肩こり、頭痛が解消！
――おむすび体操・ブルガー体操

背中の上部、左右にある肩甲骨《けんこうこつ》は、体のなかでもっとも多くの筋肉がくっついている骨の一つです。

この**肩甲骨を大きく動かすことによって、効率的に背中（とくに背中上部）の筋肉を強く、しなやかにすることができます**。

肩甲骨にくっついている筋肉には、毛細血管がびっしりと張り巡らされています。そのため、肩甲骨を動かすと筋肉がほぐれて血流が良くなり、背中がフワッと温かくなります。これが肩こりや、肩こりからくる頭痛の軽減、解消につながります。

肩甲骨を動かす「おむすび体操」と「ブルガー体操」は、「肩の上げ下げ体操」「肩回し体操」とセットで行うと、より効果的です。

この一連の動きだけで、肩こりや頭痛が解消したという声も多く聞かれます。痛みの出ない範囲で試してみてください。

\ EXERCISE /

肩の上げ下げ体操

❶ 肩をグーッと上げ、ストンと下げる。
これを 3 ～ 5 回くり返す

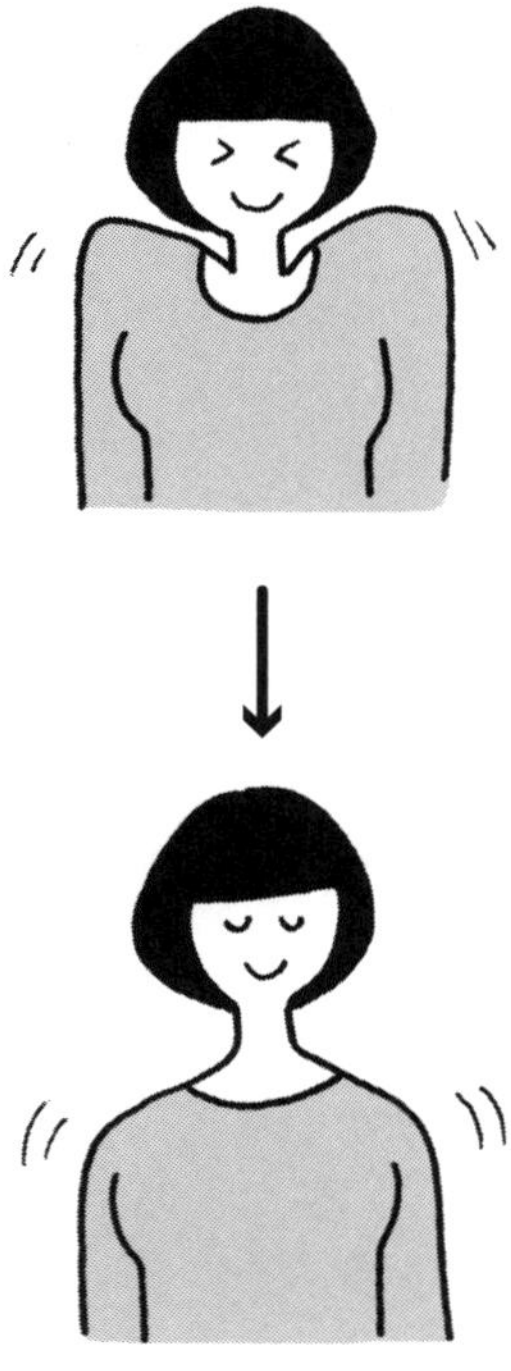

\ EXERCISE /

肩回し体操

❶ 右手の指先を右肩に乗せ、ひじを前から後ろへと、3～5回くらい大きく回す。肩甲骨をしっかりと背骨のほうに動かすイメージ

❷ 逆方向にも同様に回す。左手でも同様に行う

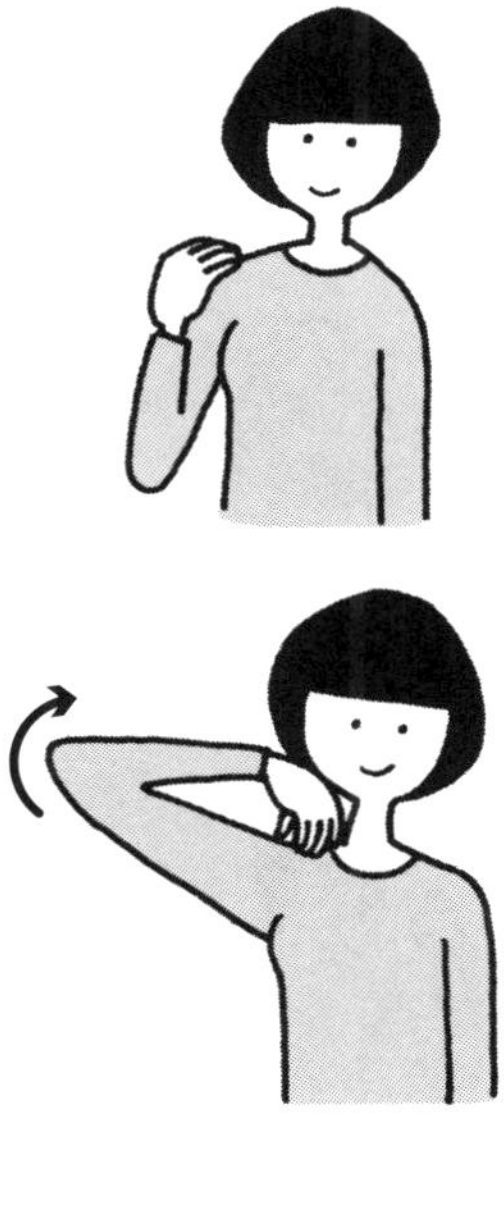

\ EXERCISE /

おむすび体操

❶ 背筋を伸ばし、両手を上げて手の平を内側に向ける（座って行う場合は骨盤を立てるのを意識する）

❷ 手の平を外側に向けながら、ひじを背中のほうに引くように下ろしていく。これを５～６回くり返す。両ひじを下ろすときに、肩甲骨が背中の中心に向かって引き寄せられるのを感じられたらOK

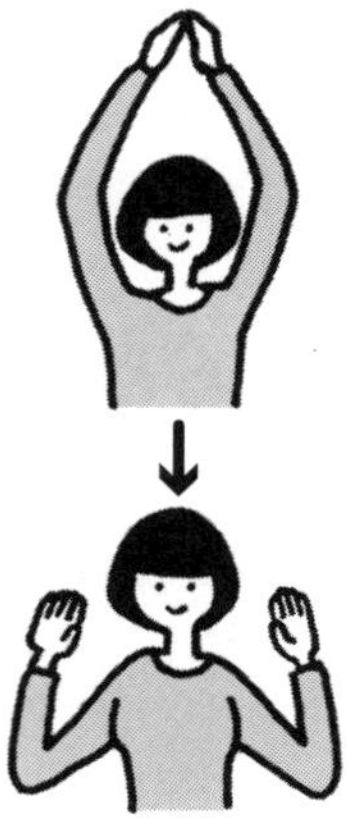

＼ EXERCISE ／

ブルガー体操

❶ 背筋を伸ばし、手の平を内側に向け、両腕を体の脇に下げる（座って行う場合は骨盤を立てるのを意識する）

❷ 両腕は伸ばしたまま、手の平を外側に向けながら背中のほうに伸ばしていく。これを数回くり返す（肩甲骨が背中の中心に向かって引き寄せられることが重要なため、両手を背中のほうに伸ばすときは胸をあまり張らないように注意）

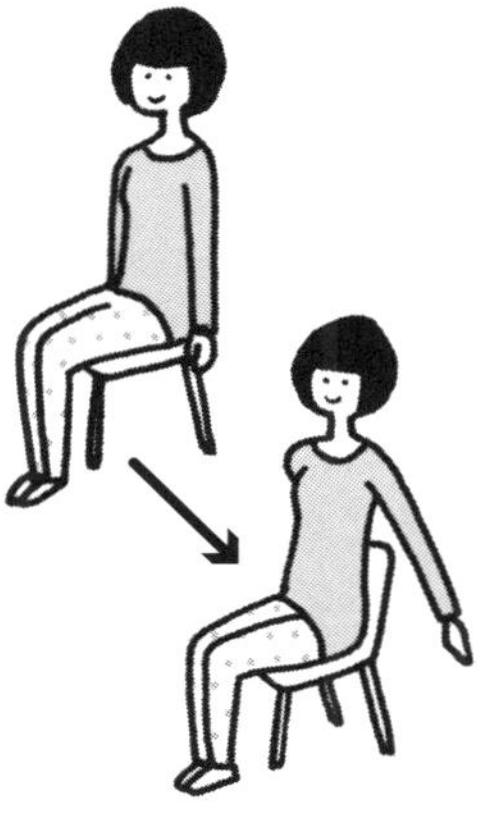

「不幸の姿勢」を撲滅！ヘリコプター体操

第1章と第2章で紹介した「不幸の姿勢」が習慣になっている人は、腰から背中にかけて丸まっており、背骨上部の胸椎《きょうつい》がカチカチに固まっています。

この姿勢が続くと、首や肩、腰の痛みが生じやすくなるほか、自律神経の働きが低下することで、内臓機能から心の健康まで損ないかねません。

次に紹介する「ヘリコプター体操」を続けると、**あばら骨を左右・前後に動かすことで胸椎が柔らかくなり、それにともなって「不幸の姿勢」のクセも抜けていきます**。

最初は滑らかに動かせない人でも、1ヶ月ほど続けるうちに、滑らかに動くようになり、可動域も広がっていきます。痛みの軽減、解消、予防とともに、心身の健康も守られていくでしょう。痛みの出ない範囲でぜひ試してみてください。

なお、一つの動作は3~5秒かけてゆっくり行うことをおすすめします。急に激しく腕を振ると、体が驚いて筋肉痛になりやすくなるからです。

\ EXERCISE /

ヘリコプター体操

❶ 両手を広げ、ゆっくりと腕を前後に回す

❷ ❶のポーズのまま少し前かがみになって、腕を左右に回す

❸ ❶のポーズに戻り、左右交互にゆっくり倒れる

❹ ❶のポーズに戻り、前かがみになって後ろに上体を反らす

＊ すべてをゆっくりと痛みのない範囲で3回ずつくり返す

＊ 一つひとつの動作は3〜5秒かけてゆっくり行う

第1章

第2章

第3章

第4章

「アクティブ・ケア」を始めよう！人生が変わる1日1分ストレッチ

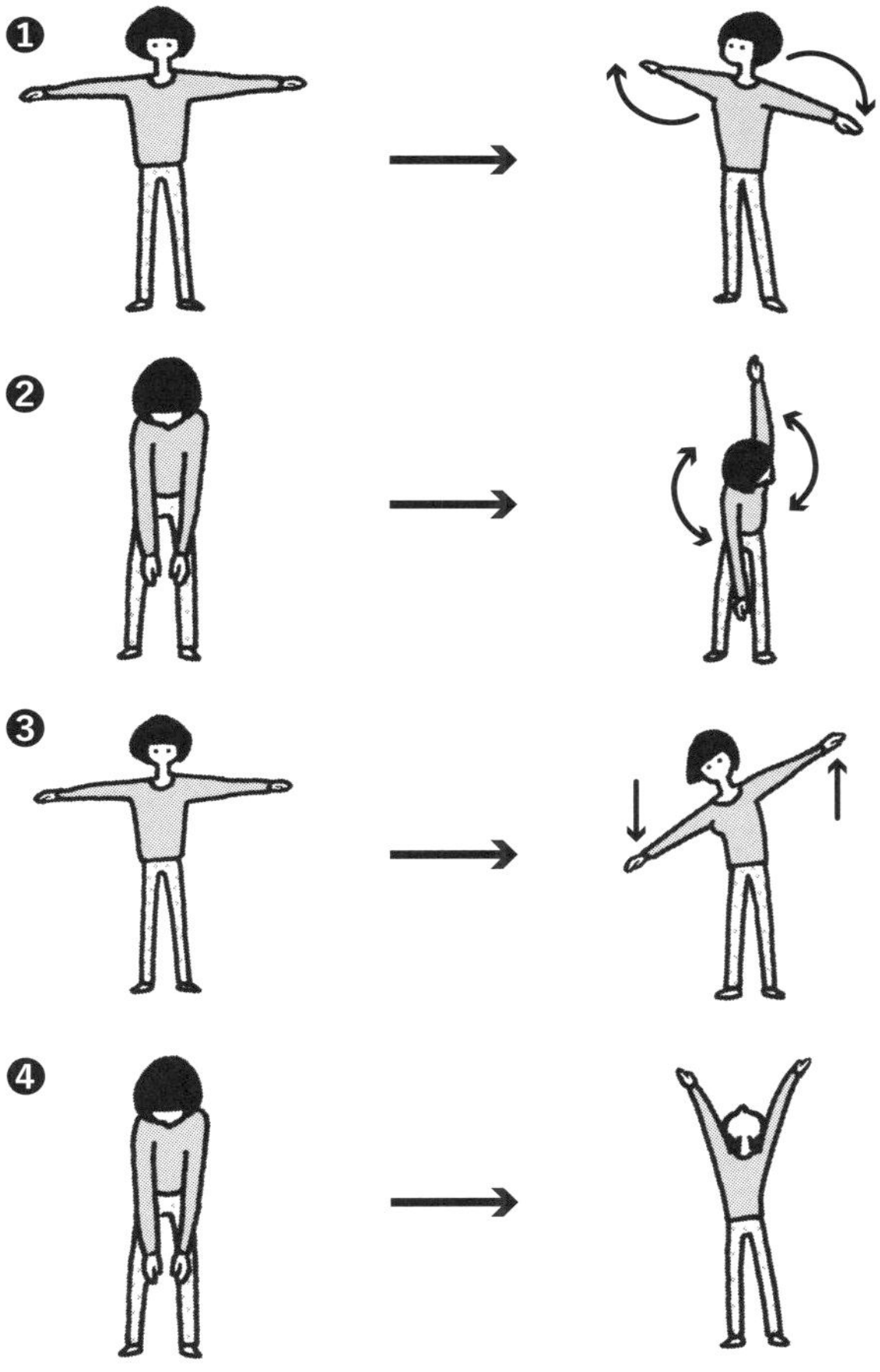

首から肩こり、頭痛を軽減！
――首おしくらまんじゅう

首おしくらまんじゅうは、「アイソメトリック運動」と言って、頭と手で押し合いをくり返すことで頭や首周りの筋肉を強く、しなやかにする運動です。

首の筋肉が弱っていて首がグラグラと安定しない人にまず教えるのが、この体操です。毎日続けるほどに首が安定し、首の痛みや頭痛、肩こりの軽減・解消を感じる人が多いようです。

こちらも、痛みの出ない範囲で試してみてください。

\ EXERCISE /

首おしくらまんじゅう

❶ 背筋を伸ばし（座って行う場合は骨盤を立てる）、両手をおでこに当て、頭は前に、両手は後ろに5〜10秒くらい押し合う。逆に両手を頭の後ろに当て、両手は前に、頭は後ろに5〜10秒くらい押し合う。これを2回くり返す

❷ 右手を頭の右側に当て、頭は右へ、右手は左へと、5〜10秒くらい押し合う。逆に左手を頭の左側に当て、頭は左へ、左手は右へと5〜10秒くらい押し合う。これを2回くり返す

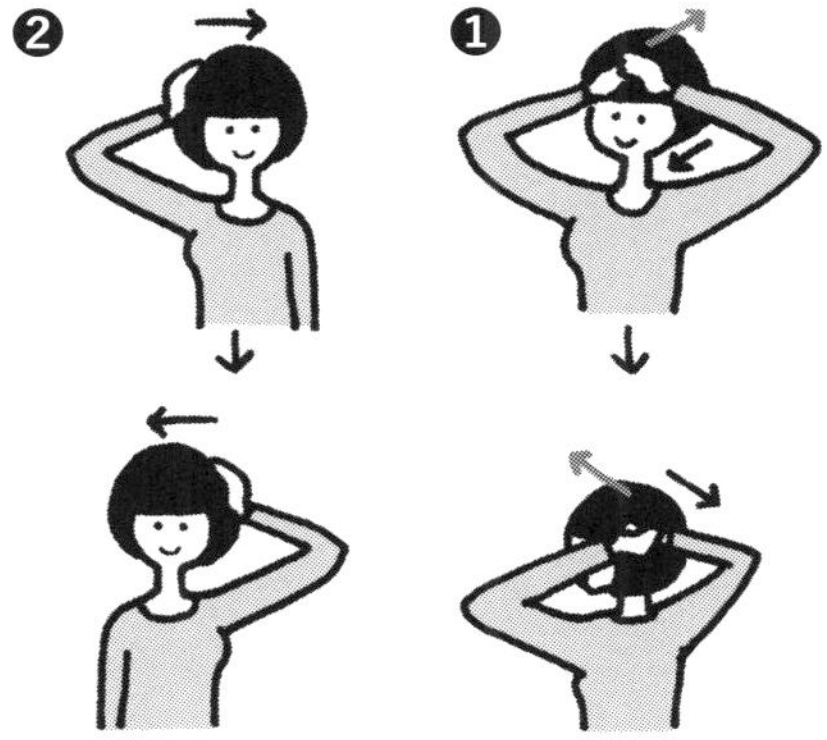

しつこい首の痛み、肩こりに
首・胸ストレッチ

年齢を重ねると、首から胸にかけての筋肉が硬くなり、だんだん頭を真横に倒せなくなるという症状が出やすくなります。

加齢とともに筋肉がしなやかさを失い、関節そのものが固くなってしまうため、動かそうとするたびに筋肉がきしみ、痛んでいくと言ってもいいでしょう。これを放置すれば、首の痛みや肩こりはどんどん悪化する危険があります。

そこでおすすめしたいのが、この「首・胸ストレッチ」です。日中や1日の終わりに首や肩のコリを感じたら行ってみてください。

痛みが出ない範囲で首周りや胸のあたりの筋肉を伸ばし、硬くなった筋肉をしなやかにしていきましょう。

\ EXERCISE /

首ストレッチ1

❶ 右手を上から頭の左側に当て、右方向に押す。左手を上から頭の右側に当て、左方向に押す

❷ 両手を頭の後ろに当て、前方向に押す。両手をアゴの下に当て、上方向に押す。❶～❷を5～10秒1セットで行い、1～2回くり返す

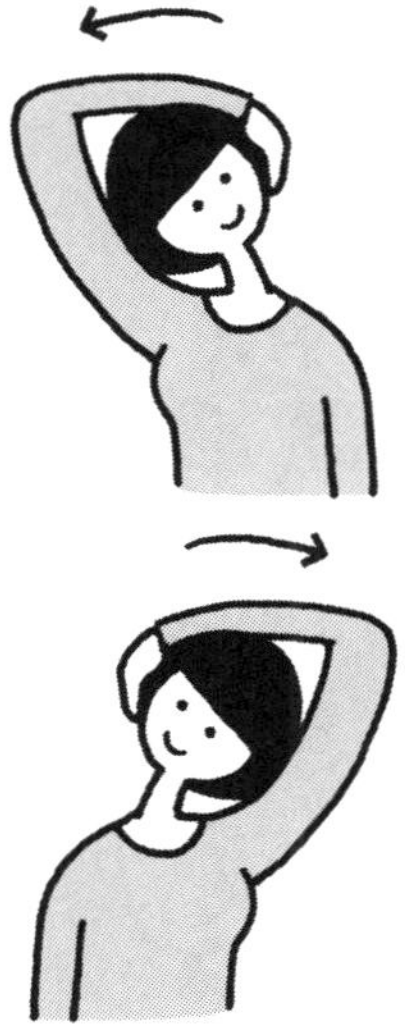

\ EXERCISE /

首ストレッチ２

❶ 骨盤を立てるのを意識して座る

❷ 右手でイスの座面をつかみ、体を左斜め後方に倒して右胸のあたりの筋肉を伸ばす

❸ 左手でイスの座面をつかみ、体を右斜め後方に倒して左胸のあたりの筋肉を伸ばす。これを数回くり返す

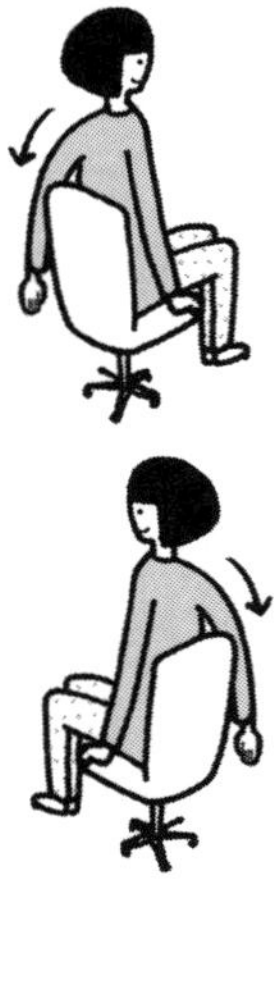

\ EXERCISE /

胸ストレッチ

❶ 図のように壁に向かって立つ

❷ 図のように壁に片手を置いたまま、肩を壁に近づけられるだけ近づける。このとき、大胸筋が伸びているのを意識しながら行うとより効果が得られる。肩と手が90度と45度、それぞれになるように行うのがおすすめ

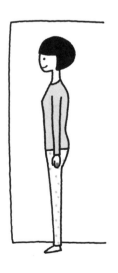

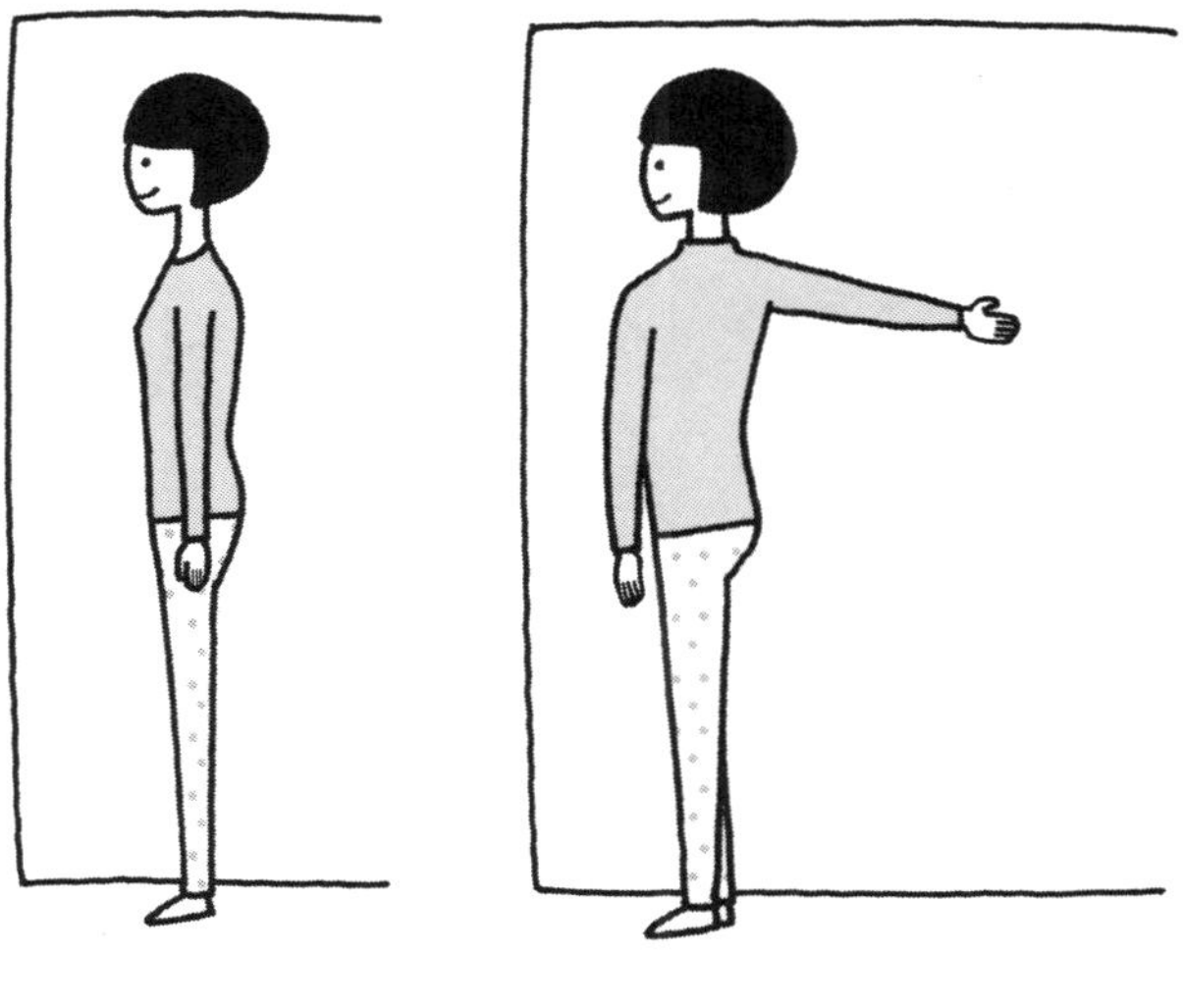

「血液循環を上げて痛みを軽減——かかと上げ下げ体操、ドロー・イン」

痛みをやわらげるためにも身体全般の健康のためにも、体内でスムーズに血液を循環させることが欠かせません。

そのためには、血液を全身へ送り出すだけでなく、心臓へと回収する必要があります。

そこで大きな役割を果たすのが、「**ふくらはぎ**」です。**ふくらはぎは「第二の心臓」とも呼ばれ、心臓へと血液を送り戻す逆ポンプ役の一つを担っている**のです。

これから紹介する「かかと上げ下げ体操」は、このふくらはぎを鍛えるのに効果的な方法です。

通勤中はもちろん、横断歩道やエレベーターを待つ間など、ちょっとした時間を使って行うだけでも、ふくらはぎの筋肉を強く、しなやかにしていくことができます。むくみや冷えの改善につながるというメリットもあります。

また、この「かかと上げ下げ体操」を、お腹を凹ませる「ドロー・イン」とセットで行うと、より効果的です。

お腹に力を入れずに「かかと上げ下げ体操」をすると、バランスを崩す人も多いと思います。これを、ぐっと力を入れてお腹を凹ませてから行うのです。実際に試してみると、あまりフラつかないことに気づくと思います。

お腹をグッと凹ませると、天然のコルセット筋である腹横筋《ふくおうきん》という筋肉に力が入り、体の軸が定まります。

体幹（腹膜筋）を鍛える「ドロー・イン」は、背中側とお腹側の筋肉を均等に強く、しなやかにします。さらには、腰回りの筋肉のアンバランスが正され、腰痛の軽減・解消や、やせ効果にもつながります。実際に試した人のなかには、

1ヶ月で11センチもウエストが細くなった人もいました。

通勤中などに「かかと上げ下げ体操」とセットで行うだけでなく、デスクワークや家事をするとき、歩いているとき、階段を使うときなどにも、意識して「ドロー・イン」を行うようにするといいでしょう。

\ EXERCISE /

かかと上げ下げ体操

❶ 背筋を伸ばして立つ

❷ 2つ数えながらかかとを上げ、4つ数えながらかかとを下ろす。これを5～10回くり返す（電車のなかで行うときは、つり革や手すりを軽く持って行ってもOK）

＊ 正面とがに股、内股の3方向で行うと、さらに効果的です。

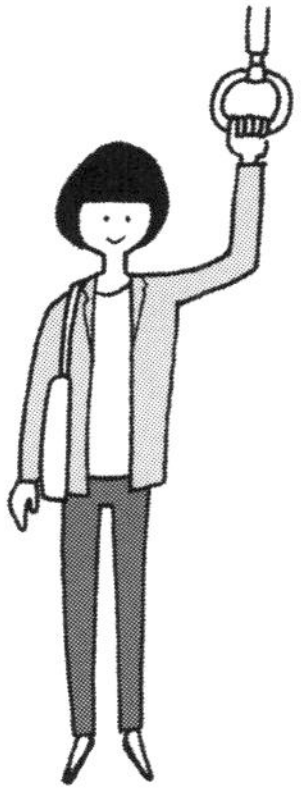

\ EXERCISE /

ドロー・イン

❶ 背すじを伸ばす（座って行う場合は骨盤を立てるのを意識する）

❷ お腹をグーッと凹ませる（きついズボンのジッパーを、お腹を凹ませて上げるイメージで）

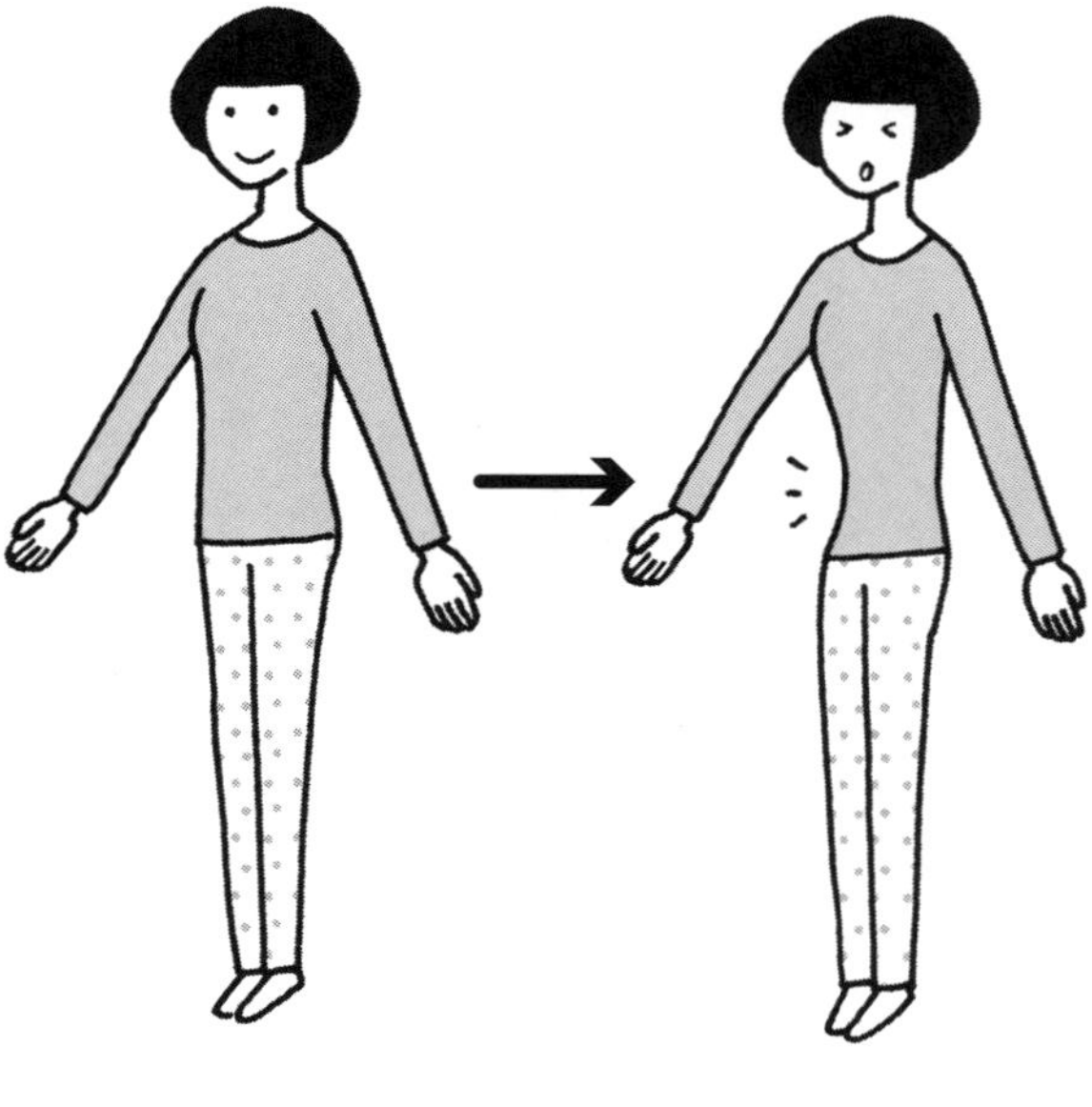

慢性化した腰痛・ギックリ腰に──腰痛体操

腰痛やぎっくり腰が慢性化している人には、３ステップの腰痛体操をおすすめします。

この体操は腰痛の重症度や年齢にかかわらず、誰でも行えます。

私（友広）は90歳の患者さんにもこの体操を指導しています（痛みの出ない範囲で、呼吸をしながら行うように伝えています）。

またこの体操をすると、背骨の一番下にある「仙骨《せんこつ》」という部分も動きます。カイロプラクティックでは、仙骨はホルモンの分泌と密接な関係があるとされるため、女性の場合、生理痛を軽減、解消する効果も期待できます。

\ EXERCISE /

腰痛体操１ —— お尻上げ下げ

❶ 仰向けになり、両膝を曲げ、両足を腰幅くらいに開き、お腹を「ドロー・イン」（148ページ参照）する

❷ ２つ数えながら、お尻を太ももから肩にかけてが平らになるくらいにまで上げる。４つ数えながらお尻を下ろす。これを３～５回くり返す。最初はお尻を上げるときにグラつくが、これはお腹の筋肉がまだ弱く、うまく使えていない証拠。続けるうちに、次第にグラつかなくなっていく

＊ ３～５回くり返すのが基本（最初は１日１回からでもＯＫ）。

❶
❷
「アクティブ・ケア」を始めよう！人生が変わる1日1分ストレッチ

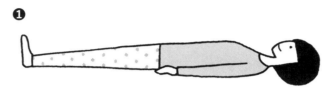

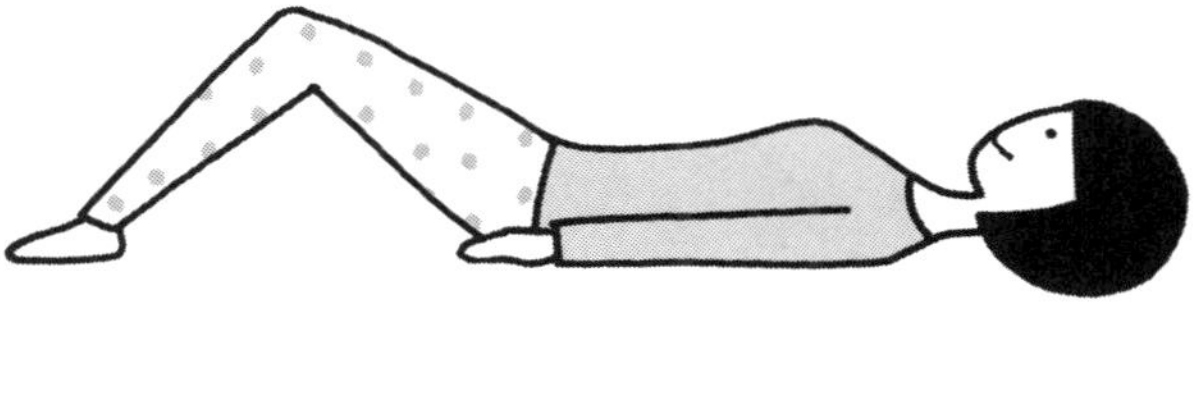

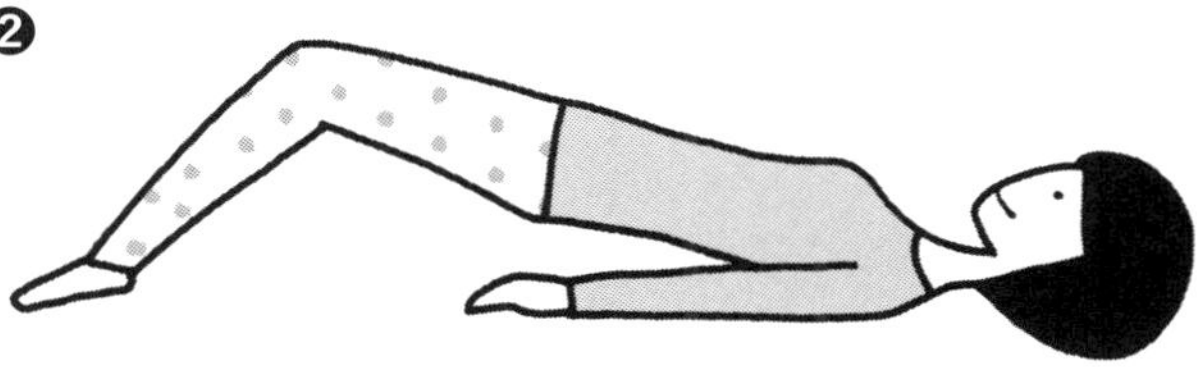

\ EXERCISE /

腰痛体操２ ―― マーチング

❶ 仰向けになって両ひざを曲げ、両足を腰幅くらいに開き、お腹を「ドロー・イン」する

---

❷ ２つ数えながら、お尻を、太ももから肩にかけてが平らになるくらいにまで上げる

---

❸ ❷のお尻の高さをキープし、２つ数えながら、右ひざが胸に近づくように右足を持ち上げ、４つ数えながら床に下ろす。２つ数えながら、左ひざが胸に近づくように左足を持ち上げ、４つ数えながら床に下ろす。左右交互に３～５回くり返す

＊ ３～５回くり返すのが基本。最初は１日１回からでもＯＫ

第1章
第2章
第3章
第4章
「アクティブ・ケア」を始めよう！
人生が変わる1日1分ストレッチ

❶

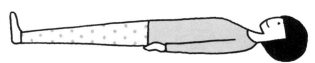

❷

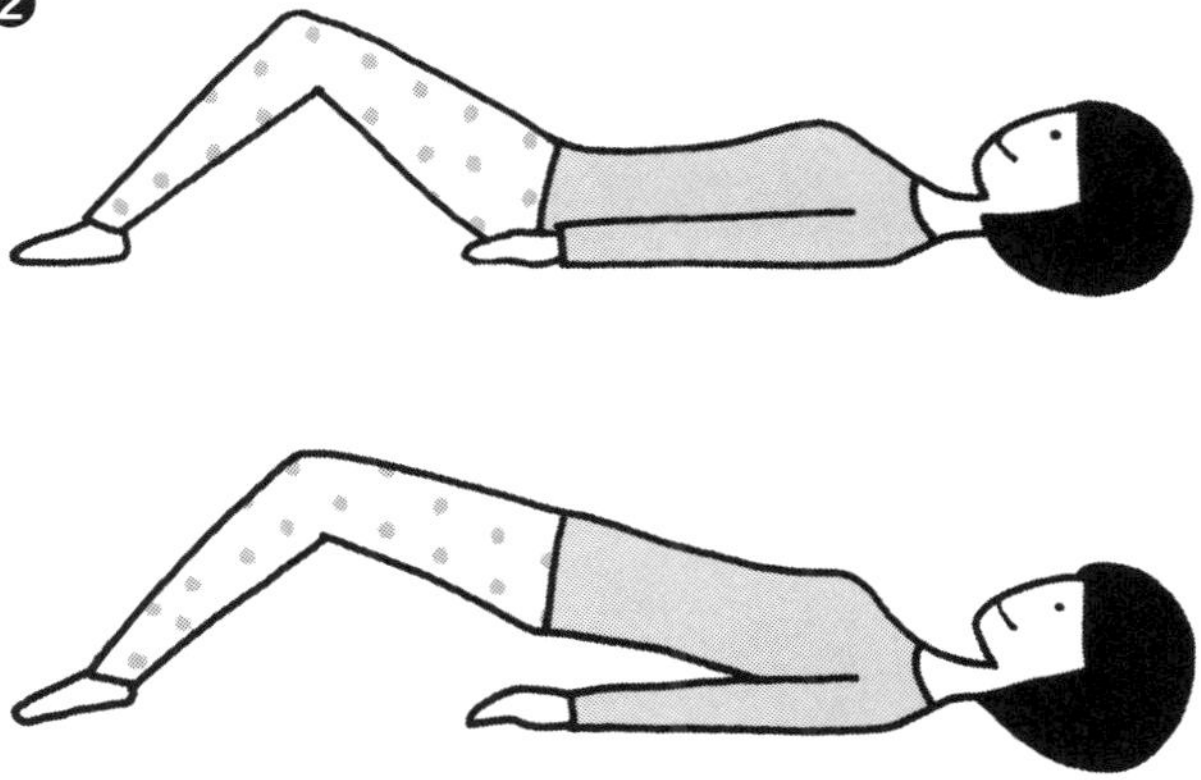

❸

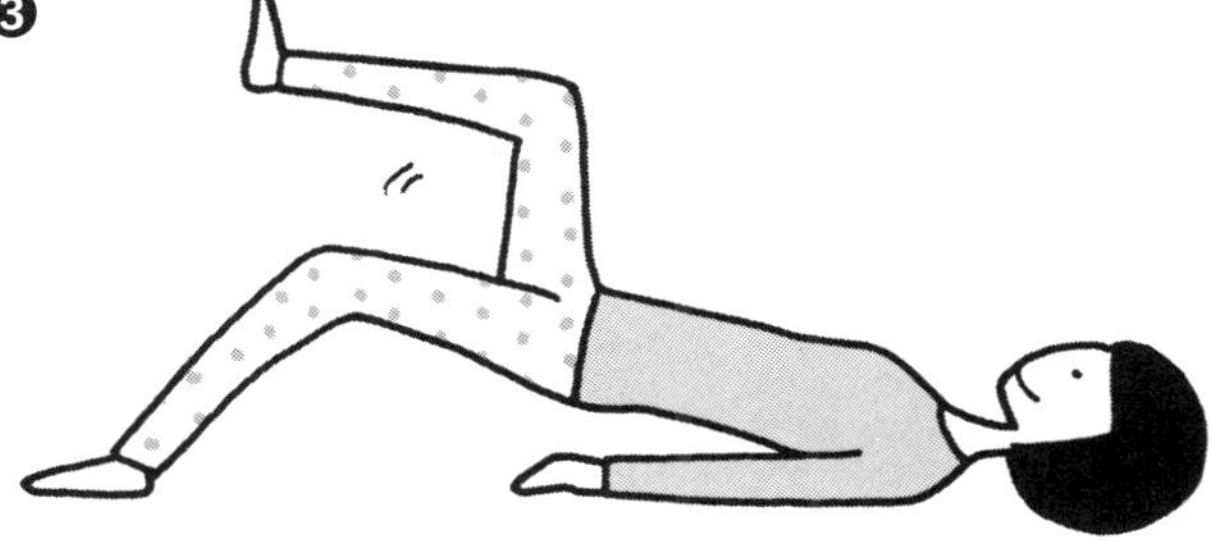

\ EXCERCISE /

腰痛体操３ —— デッドバグ

❶ 仰向けになって両ひざを曲げ、両足を腰幅くらいに開き、お腹を「ドロー・イン」する

❷ ２つ数えながら、お尻を太ももから肩にかけてが平らになるくらいにまで上げる。

❸ ❷のお尻の高さをキープし、２つ数えながら右ひざが胸に近づくように右足を持ち上げ、同時に左手も天井に向かって上げる。４つ数えながら右足と左手を下ろす。２つ数えながら、左ひざが胸に近づくように左足を持ち上げ、同時に右手を天井に向かって上げる。４つ数えながら左足と右手を下ろす。左右交互に３～５回くり返す

第3章

第4章

「アクティブ・ケア」を始めよう！

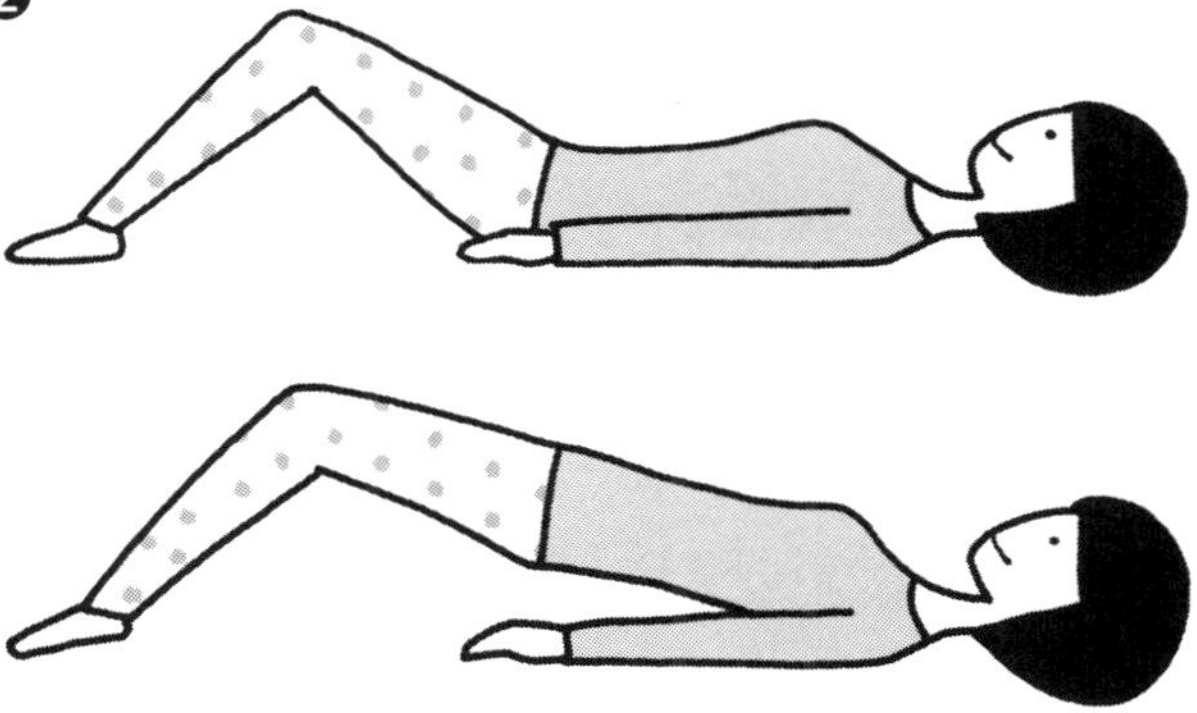

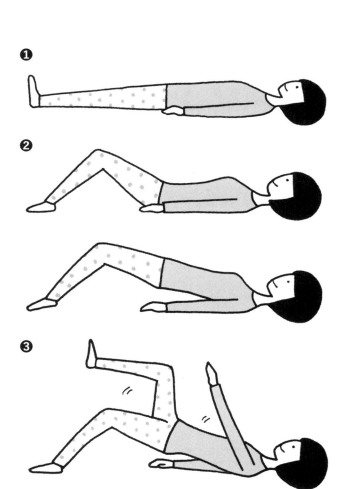

急な腰痛・生理痛に
猫とラクダのポーズ

四つん這いになって骨盤を動かすことで、生理痛に関係していると考えられる「仙骨《せんこつ》」を効果的に動かすストレッチ方法です。

痛みが出ているときには「そっとしておく」という人が多いようですが、どんな種類の痛みであれ、適度に動かしたほうが、軽減、解消されることが多いです。それは生理痛も例外ではありません。

\ EXERCISE /

猫とラクダのポーズ

❶ 四つん這いになり、ひざは腰骨の真下に、両手は両肩の真下にくるようにする（下腹と太もも、脇と腕が直角になるようにする）

❷ ラクダのポーズ：腕と脚は動かさないように、お尻の穴を床のほうに向けるように骨盤を動かし、背中を丸める

❸ 猫のポーズ：腕と脚は動かさないように、お尻の穴を天井のほうに向けるように骨盤を動かし、背中をそらせる

❹ ❷〜❸を交互に3〜5回行う

＊ やり方のイラストは次ページをご覧ください

〈ラクダのポーズ〉

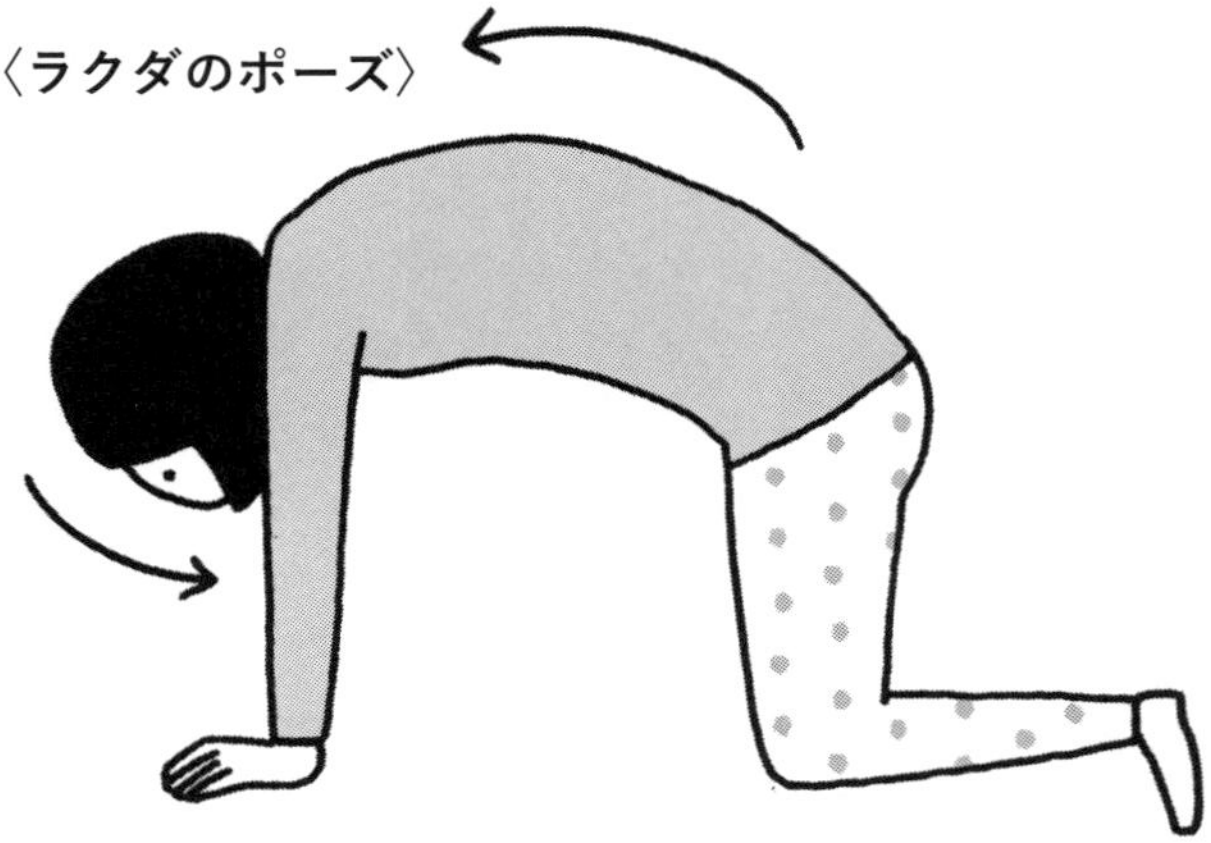

〈猫のポーズ〉

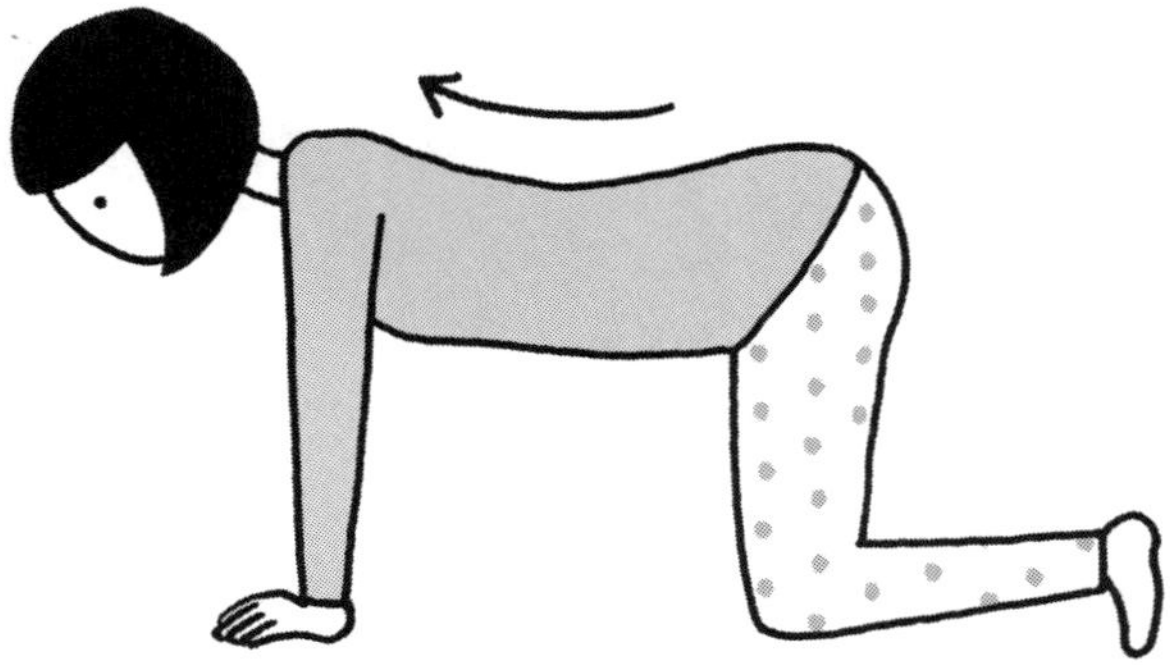

左右のアンバランスを解消!――バード・ドッグ

腰痛を軽減する働きのある「体幹」、とくに**天然コルセット筋である腹横筋を鍛える手っとり早い方法は、先ほど紹介した「ドロー・イン(お腹凹ませ)」を習慣に取り入れることです**。

さらに効果的に体幹を強化するなら、次に紹介する「バード・ドッグ」を取り入れてみてください。

手と脚を同時に持ち上げるため、最初はグラグラするかもしれません。でも、続けるうちに背中とお腹、そして身体の左右の筋肉がバランス良く鍛えられ、少しずつバランスがとれるようになっていくでしょう。

\ EXERCISE /

バード・ドッグ

❶ 猫とラクダのポーズ（157 ～ 158 ページ）の中間位置で止め、軽く「ドロー・イン」（148 ページ）する

❷ 右手と左足を持ち上げ、右手指先は前方へ、左足つま先は後方へと引っ張り合いっこするように伸ばし、3秒ほど保つ

❸ 右手、左足を元の位置に戻したら、今度は逆に左手と右足を持ち上げ、同様に伸ばし、3秒ほど保つ。左右交互に4～5回くり返す

第1章
第2章
第3章
第4章
「アクティブ・ケア」を始めよう！
人生が変わる1日1分ストレッチ

❶

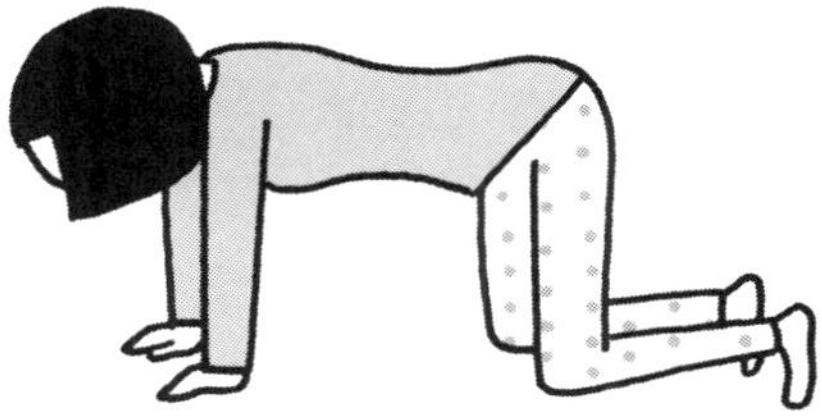

❷

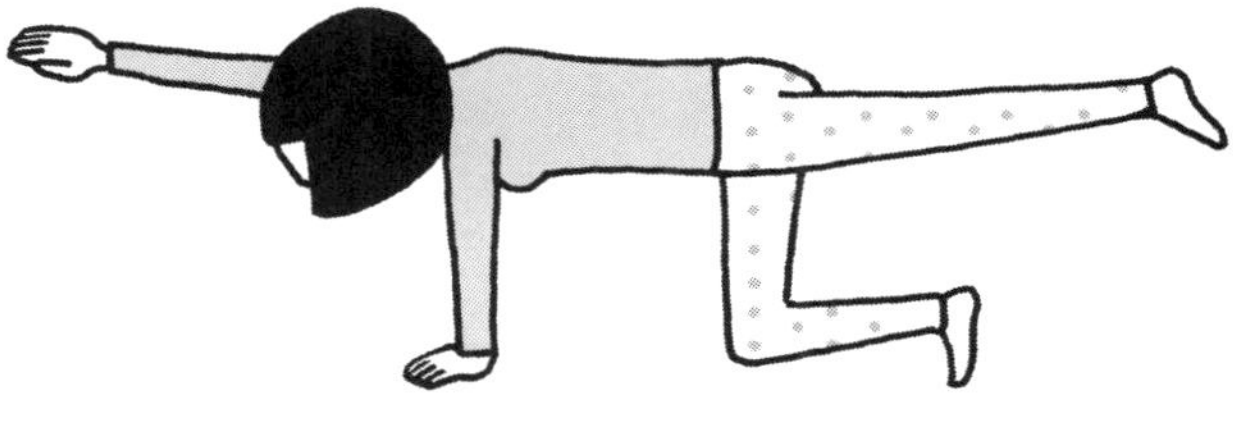

❸

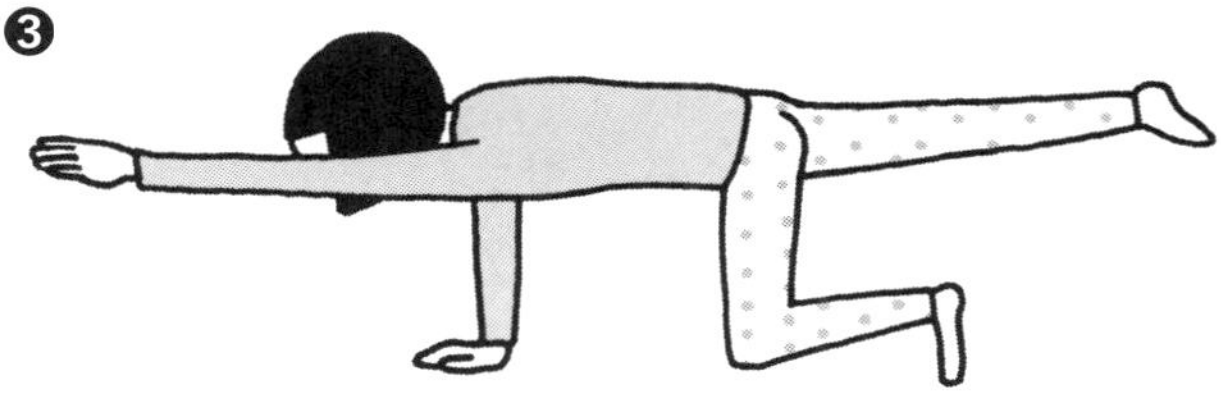

\ EXERCISE /

バード・ドッグ・クランチ

❶ バード・ドッグの❷（161 ページ）をした後、右手と左足を持ち上げたまま、右ひじと左ひざをくっつけるように引き寄せる。ふたたび右手と左足を伸ばして３秒ほど保ち、右ひじと左ひざを引き寄せる。これを２～３回くり返す

❷ バード・ドッグの❶（161 ページ）に戻り、今度は左手と右足を持ち上げ、上記❶と同様に行う

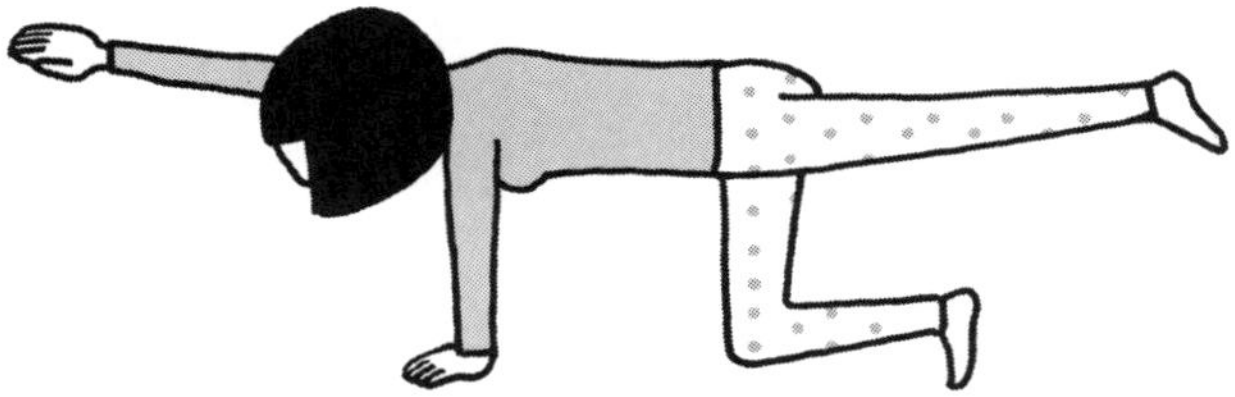

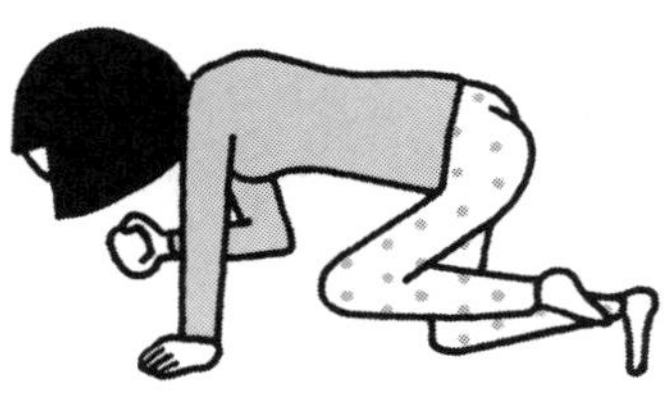

ひざ痛・股関節痛に効果的！横向き足上げ下げストレッチ

次は、ひざ痛、股関節痛、ひいては腰痛の軽減・解消・予防に効果的なストレッチです。

脚の筋肉を均等に強くしなやかにするため、ひざの痛みや股関節の痛みのほか、O脚やX脚の改善にも効果的です。

O脚やX脚は、脚の外側と内側の筋肉のアンバランスによって、脚の骨を均等に支えられていないことが原因で起こっているケースもあります。

横向きに寝ると、前後に体がグラつきがちです。ここでもお腹を凹ませる「ドロー・イン」をし、体の軸をしっかり定めながら行いましょう。

\ EXCERCISE /

横向き足上げ下げストレッチ

❶ 体の左側を下にして横になり、頭からつま先をまっすぐ伸ばし、「ドロー・イン」する

❷ 2つ数えながら右足を腰の高さまで上げ、4つ数えながら右足を下ろすのを3〜5回くり返す

❸ 右ひざを曲げ、右足を左ひざの前につく。2つ数えながら左足を上げ、4つ数えながら左足を下ろす。これを3〜5回くり返す。❶〜❸を体の向きを変えて同様に行う

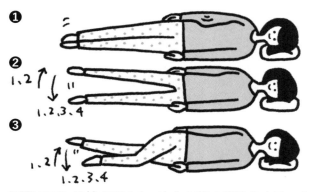

❶

❷

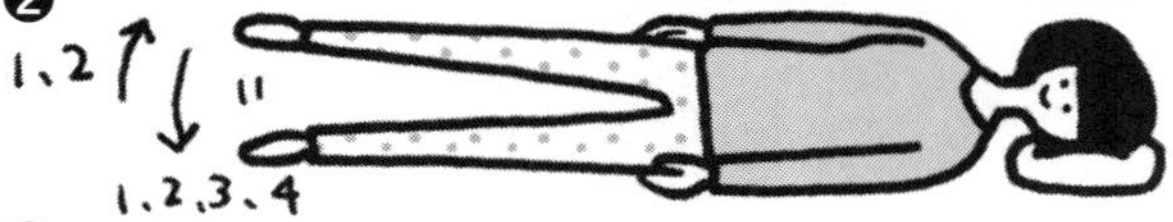

❸

※頭の下には枕を置くか、片方の腕で腕枕をする。もしくはひじを床に立て、手の上に頭を乗せるとやりやすい

頭痛や肩こりにじんわり効く——アゴ筋ストレッチ

冒頭のチェックリストで、アゴがずれてアゴ筋がこっている兆候が見られた人は、これから紹介する5種の「アゴ筋ストレッチ」を試してみてください。頭痛や肩こり、目の疲れの軽減が期待できます。

アゴ筋ストレッチを行うと、アゴの骨が「コリッ」とか「ミシミシ」ときしむような音がする人がいますが、これはアゴ骨の関節部分にズレがあるからです。痛みが出なければ気にしなくて良い場合が多いので、必要以上に神経質にならなくても大丈夫です。

またアゴ筋ストレッチは、アゴ筋の緊張をとり、アゴをバランスのとれた位置に調整しやすくするものです。

しかしこのストレッチを行った後に、上下の噛み合わせに違和感を覚える人がいるかもしれません。

これは日常的には、上下の歯があたかも違和感なくぴったり噛み合っているように思えるかもしれませんが、じつは筋肉の過緊張やアゴ骨のズレなども伴っており、体がなんとか適応している状況です。適応する範囲が許容量を越えると、アゴ骨・アゴ筋・歯などになんらかの代償的なダメージをもたらすこともあります。

まずは無理のない範囲で試し、頭痛、肩こり、目の疲れを軽くしていきましょう。

\ EXERCISE /

アゴ筋ストレッチ1（西川式）

❶ 下アゴを少し前に突き出して上下の前歯の先端同士が接触したところから、少しずつ口を開けていく

❷ 痛くない程度に口を開ききったら、ゆっくりと口を閉じていき、下アゴも元の位置に戻す。これを20回くり返す。1日に5セット行う

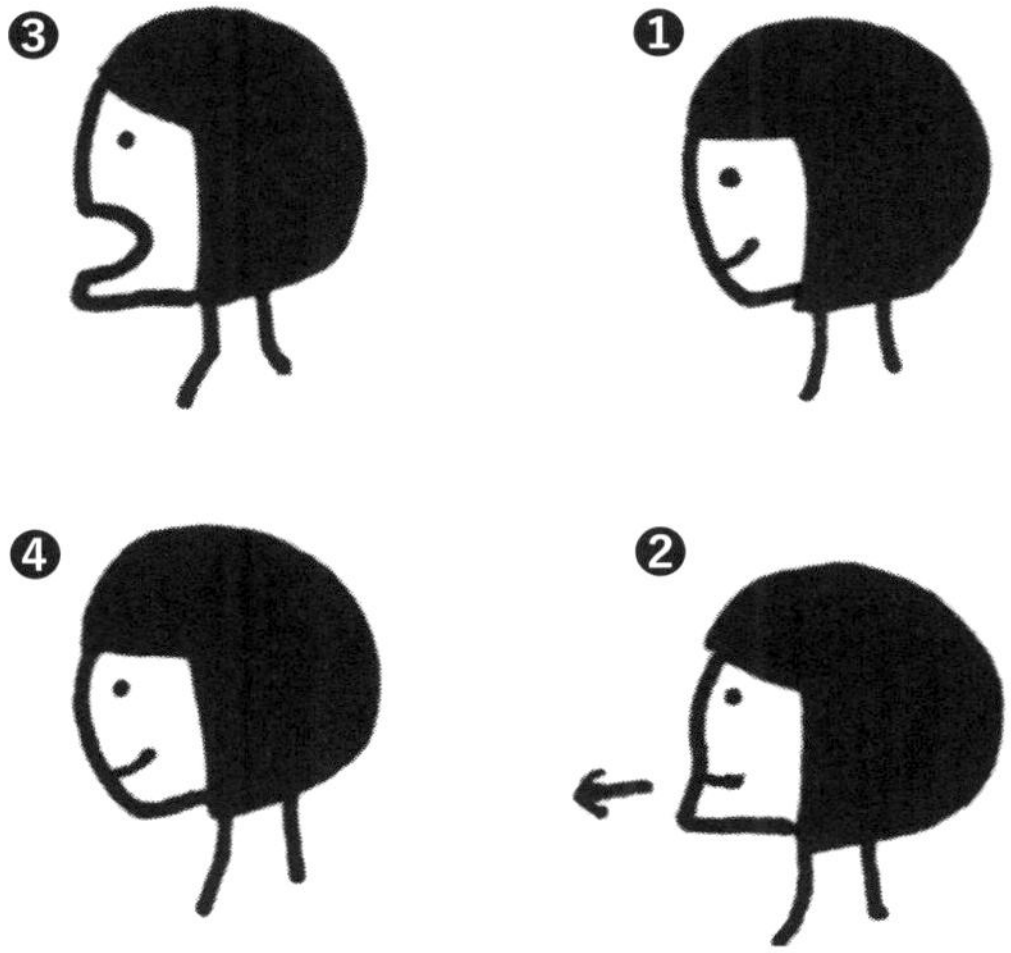

\ EXERCISE /

アゴ筋ストレッチ２

❶ 舌先を上の歯の裏側につける

❷ 舌先をそのままに、頭も動かさない状態で、ゆっくりと下アゴだけを動かす。動かし方は、前後に１回、左右に１回、上下に１回。これを５回くり返す。１日に３セット行う

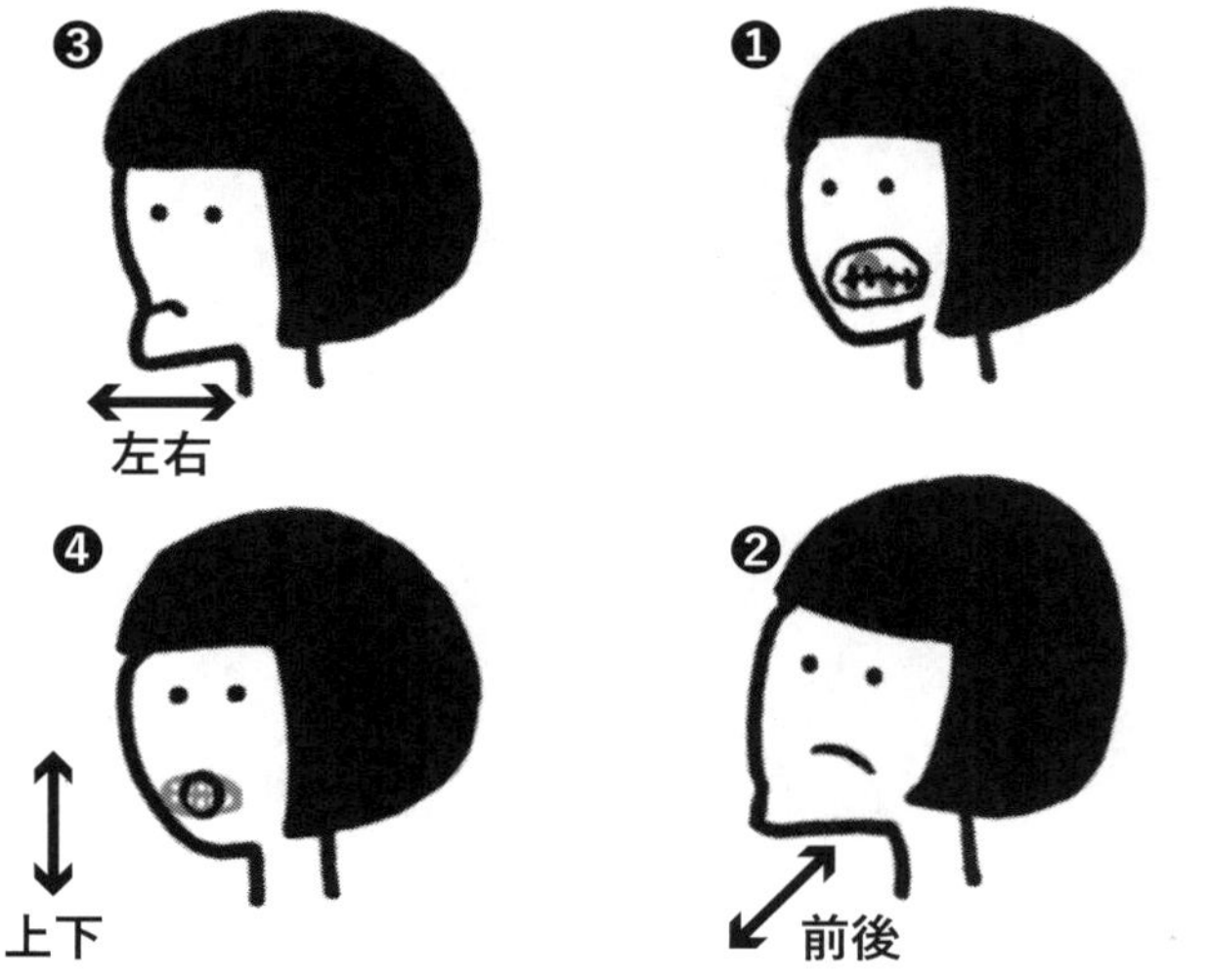

＼ EXERCISE ／

アゴ筋マッサージ1

❶ 側頭部に手の平を当て、奥歯をグッと噛みしめる。このときに盛り上がったところ（側頭筋）に人差し指、中指、薬指の３本を当てる。歯の噛み締めを解き、３本の指で少しずつ位置を変えながら軽くさわる

❷ 硬くなっているところがあったら、３本の指の腹で円を描くように押し、もみほぐす。ほぐすのは１分以内をめやすに行う

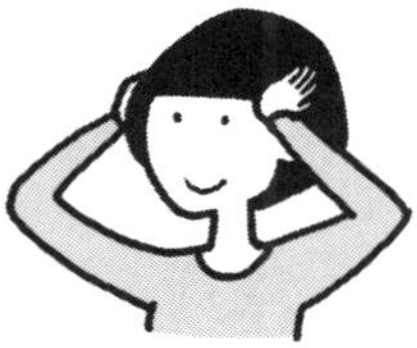

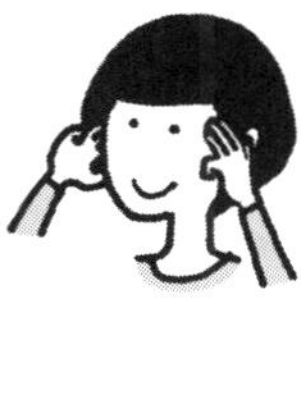

\ EXERCISE /

アゴ筋マッサージ2

❶ 両ほほに手の平を当て、奥歯をグッと噛みしめる。このときに盛り上がるところ（咬筋）に人差し指、中指、薬指の３本を当てる。歯の噛み締めをとき、３本の指で少しずつ位置を変えながら軽くさわる

❷ 硬くなっているところがあったら、３本の指の腹で円を描くように押し、もみほぐす。ほぐすのは１分以内をめやすに行う

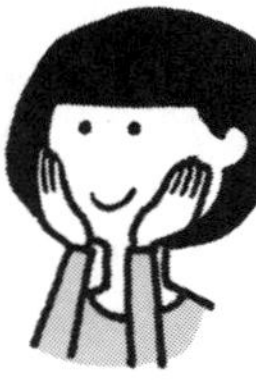

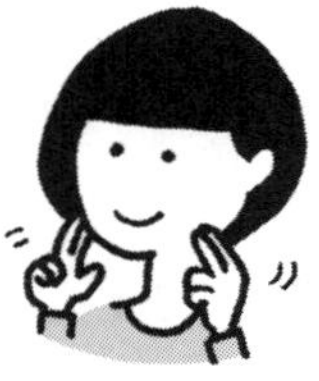

第4章

痛みをやわらげる！「アクティブ・ケア」の食事法

「何を食べるか」で、ケアの効果は大きく変わる

第1章からくり返しお伝えしてきたように、痛みの多くは、筋肉が弱っていること、硬くなっていることが原因で起こります。そこで第3章では、強くしなやかな筋肉をつけるアクティブ・ケアを紹介してきました。

最終章となる本章では少し視点を変え、食べ方についてもお話ししておきたいと思います。

人間の体は、日々、食べるものでつくられています。強くしなやかな筋肉をつけるためにアクティブ・ケアを続けても、その筋肉をつくり出す「材料」がなくては、せっかくの効果も台なしです。

その材料となるものこそ、毎日の食べ物です。

毎日のようにジャンク・フードを食べるか、栄養バランスの良い食生活を送るかによって、アクティブ・ケアの効果の出方も、痛みの生じ方も大きく変わってくるのです。

そこで今回、至学館《しがっかん》大学助教・杉島有希《すぎしまゆうき》先生のご協力を得て、「ケガや痛みと上手に付き合うための食」についてご紹介いただくことにしました。

至学館大学といえば、女子レスリングの吉田沙保里《よしださおり》選手も在籍している名門校。杉島先生は、スポーツ栄養学の専門家として、日々、アスリートに食生活のアドバイスをなさっています。女子レスリングチーム栄養アドバイザーとして、2016年、リオデジャネイロオリンピックにも帯同されました。

そんな杉島先生のアドバイスは、痛みをやわらげるのに効果的と思われる食べ物や食べ方、強くしなやかな筋肉をつける食事など、今日からとり入れられる内容が豊富です。ぜひ参考にしてください。

「コーヒーには、筋肉痛をやわらげる働きがある」

久しぶりに運動をすると、筋肉痛になってしまう、という人も多いのではないでしょうか。そんなときこそ、コーヒーの出番です。

運動をする前にコップ2〜3杯のコーヒーを飲むと、筋肉痛がやわらぐという研究報告があります。

サイクリング練習の1時間前に、カフェインを摂取したグループと、偽薬を摂取したグループを比較したところ、前者のグループのほうが、サイクリング練習後に感じる筋肉痛が軽かったという結果が出たのです。

これは、一つには、コーヒーに含まれるカフェインによる効果と考えられます。

コーヒーの中に含まれるカフェインは、じつは立派な「薬物」でもあります。

医薬品の規格基準書である「日本薬局方《やっきょくほう》」にも「中枢興奮、鎮痛薬」として登録されており、覚醒《かくせい》作用や倦怠感《けんたいかん》の抑制、強心・血管拡張、偏頭痛《へんとうつう》緩和などの用途で風邪薬などにも配合されているのです。

また、コーヒーには、抗酸化作用のあるクロロゲン酸という物質も含まれており、これも鎮痛効果につながっているようです。

このクロロゲン酸になぜ鎮痛効果があるのかというと、体内の酸化＝痛みの一因となっている「活性酸素」を除去させ、酸化ストレスの軽減に一役買っているからです。

呼吸によって体内に酸素をとり入れると、細胞中のミトコンドリアが、その酸素を使ってエネルギーを生み出します。その際の副産物として「活性酸素」という物質がつくられます。この活性酸素が筋肉に酸化ストレスを与え、痛みを生じさせると考えられているのです。

しかし抗酸化作用のある物質をとると、体内の活性酸素が除去され、酸化ストレスが軽減。ひいては鎮痛につながるとされているのです。

実際に、ある研究では、酸化防止剤を与えられたグループが、偽薬を与えられたグループより、有意に鎮痛効果が現れたという報告もあるそうです。

というわけで、コーヒーには、カフェインに加え、抗酸化物質クロロゲン酸による鎮痛効果も期待できます。**飲み過ぎは禁物ですが、1日に2~3杯のコーヒーを飲むことは、痛みと上手に付き合う一つの方法**と言えるでしょう。

抗酸化作用という点では、コーヒー以外にも優れた食品がたくさんあります。次の抗酸化作用のある成分と食品のリストも、日々の食生活の参考にしてください。

ほかにも、痛みの軽減のためのサプリメントを併用するのも有効です。とくに、ＢＣＡＡというサプリメントはおすすめ。論文等でも、筋肉痛の軽減が報告されています。

抗酸化作用のある成分と食べ物

- **ビタミンC**―フルーツ、野菜など
- **ビタミンE**―緑黄色野菜、ナッツ類
- **ビタミンA**―魚
- **リコピン**―トマト
- **ルテイン**―緑黄色野菜
- **ゼアキサンチン**―とうもろこし
- **カンタキサンチン、アスタキサンチン**―鮭
- **β-クリプトキサンチン**―みかん
- **ルビキサンチン**―ローズヒップ
- **カテキン**―茶
- **アントシアニン**―ブドウ
- **タンニン**―茶
- **ルチン**―ソバ
- **イソフラボン**―大豆
- **ノビレチン**―シークヮーサー
- **クロロゲン酸**―コーヒー
- **エラグ酸**―イチゴ
- **リグナン、セサミン**―ゴマ
- **クルクミン**―ウコン
- **クマリン**―パセリ
- **オレオカンタール・オレウロペイン**―オリーブオイル
- **レスベラトロール**―赤ワイン

抗炎症作用のあるショウガ・魚を定期的に摂取する

筋肉の炎症も、痛みの一因になります。
ここではエビデンスとともに、抗炎症作用のあるもの食べ物を2つ紹介しておきましょう。

1つは**ショウガ**です。
ある研究結果によると、1日あたり2グラムの生のショウガを11日間与えられたグループと、同期間に偽薬を与えられたグループとで、ひじのウェイトトレーニング後の筋肉痛の程度を比較したところ、前者のほうが25パーセントも軽かったと言います。

ちなみにショウガを加熱処理しても、この効果には変化がなかったそうです。

もう1つは、魚に多く含まれる**オメガ3脂肪酸**です。

オメガ3脂肪酸は、サンマやサバ、サケ、マグロ、イワシなどの魚のほか、エゴマ油、アマニ油、くるみにも多く含まれています。

首痛や腰痛が見られる患者250人に魚油サプリメントを与え、2ヶ月ほど後にアンケートをとったところ、返答を寄せた125人中60パーセントが、痛みの軽減を認めたと言います。

こうした結果から、この研究報告では、**魚油サプリメントが、今までの腰痛治療薬の効果的な代替物となりうる**と結論づけています。**化学合成薬に匹敵するほどの抗炎症作用がある**と認められたわけです。

実際、ふだんオリンピック出場選手をはじめ、アスリートと接していても、魚を食べる習慣のない選手は、骨や筋肉のけがが多いと感じます。

ここまで紹介してきたコーヒー、ショウガ、魚のほか、一つ前の項目で紹介した抗酸化作用のある食べ物は、いずれも植物性食品（野菜、果物、種実、穀類）と魚ばかりであることに気づくかと思います。

これらは、現代の日本人の食生活において不足、もしくは年々摂取量が減少している食品ばかりです。食の欧米化に伴い、日本人は痛みに弱い食生活になっているのかもしれません。

いずれの食材も、いつでもどこでも手に入る食品であり、ちょっと意識すれば、日常的に食べることも難しくはないはずです。

鎮痛剤ほどの劇的な即効性はなくても、これらの食品を日々の食生活に取り入れることは、**薬を常用するより自然で、体に負担をかけずに痛みと付き合っていく方法**と言えるでしょう。

「栄養バランスの良い食事」に勝るものはない

ここまで抗酸化作用のある食べ物、抗炎症作用のある食べ物を紹介してきました。決して誤解してほしくないのは、**「それさえ食べていれば大丈夫」というほど、私たちの体は単純なものではない**ということです。

丈夫な体をつくる食生活の土台となるのは、やはり栄養バランス。日本型食事形式の一汁三菜に果物や乳製品を加えた、バランスの良い食スタイルが重要です。そのうえで意識的に抗酸化作用や抗炎症作用のある食べ物をとってこそ、毎日の食事を痛みの軽減に役立てることができるのです。

183ページにある、基本的な栄養学の知識を頭に入れておくと便利です。栄養素の計算やカロリー計算までは難しくても、重要な栄養素が体のなかでどんな役割を果たしているのか、それぞれの栄養素がどんな食品に含まれているのかを知っているだけでも、日々の食習慣は変わるはずです。

■**糖質**——体のエネルギー源になる。主にごはん、パン、麺類に含まれる

■**脂質**——体内でエネルギーの貯蔵庫、脂肪に変わる。主に肉類（バラ肉など脂身の多い部位）、魚類、また大豆などの豆類にも含まれる。とりすぎると体脂肪の増加につながるので注意が必要

■**タンパク質**——筋肉の材料になる。主に肉類（赤身、ささ身など脂身の少ない部位）、魚類、大豆などの豆類に含まれる。筋トレなどの運動後にとると、効率的な筋肉形成につながる

■**ビタミン、ミネラル**——体内の代謝（糖質や脂質をエネルギーに変えたり、タンパク質を筋肉に変えたり、ホルモンを合成したりする体内機能）に必要不可欠な栄養素。とくにミネラルは、骨などの体組織の生成や体内機能の調整にも欠かせない

理想的な食事の摂り方

主食	ごはん・パン・めん類 糖質
副菜	野菜・きのこ・いも・海藻の料理 ビタミン、ミネラル、食物繊維
主菜	肉・魚・卵・大豆の料理 たんぱく質、脂質、ミネラル
乳製品	牛乳やチーズ・ヨーグルトなどの乳製品 ミネラル、たんぱく質、脂質
果物	リンゴやミカンなどの果物 ビタミン、ミネラル、食物繊維、糖質

↓

5大栄養素が含まれるバランス食

主食・副菜 汁物・主菜・乳製品・果物が揃った食事が理想

ビタミン、ミネラルの必要量は微量ですが、不足すると体内の代謝機能が落ち、疲れやすくなるなどの支障が起こります。

ただし、たくさんとれば良いわけではありません。**大量摂取は過剰症を起こす危険もあります**。紹介した研究報告ではサプリメントを使っていますが、**できるかぎり食事でとるようにしましょう**。

おわりに

ここまでお読みいただき、いかがでしたか。

読みながら、ドロー・インをしてくれていますか？

最後に、私（友広）がなぜ、自ら痛みを改善に導く「アクティブ・ケア」にこだわるのか、少しお話しさせてください。

幼少の頃から私はサッカー少年でした。高校生になり、真剣にサッカー選手を志すようになった矢先、運悪くひざをけがしてしまいました。外側半月板という箇所を損傷し、有名な大学病院で手術を受けることになったのです。

ところが手術後、医師から「ひざはもとどおりになったが、もうサッカーをしてはいけない」と宣告されてしまいました。

今考えると、おかしな話です。

たしかに損傷箇所は手術で修復されたのでしょう。でも、サッカーができるようにならなければ、私にとって「治った」ことにはなりません。

医師に言われるままサッカーを断念した私は、その後、留学したアメリカの大学で、ショッキングな光景を目にします。

サッカーでひざを壊し手術を受けたという同世代の選手が、元気にボールを蹴っていたのです。その選手は靭帯《じんたい》を3本も切ったうえに、ひざの半月板も損傷していたと言います。しかも損傷は両側。私よりひどい状態です。

私は医師からサッカーをあきらめろと言われたのに、自分よりはるかにひどいけがをした人が、サッカー選手として復帰している。なぜこんな違いが生じるのか……。理不尽に思えて仕方ありませんでしたが、答えは単純なことでした。

それは、手術を行う際の目的意識です。

日本の病院は、「壊れたものを復元すること」にかけては、ピカイチの技術を誇ります。しかし手術後、患者がどんな生活を望むのかまでは、当時、あまり考慮されないことが多かったように思います。

私が「ひざは治ったが、サッカーをしてはいけない」と言われてしまったのも、そのためでしょう。医師にとっては、「レントゲンで見たときに、ひざが復元されていること」が手術の目的だったのだと思います。

その点、アメリカの病院では多くの場合、手術は「リハビリありき」で行われます。「壊れたものを復元したその先にどうするのか」「患者はどうなりたいのか」「そのために、手術後はどうするか」ということまで考えるのです。

手術の技術には日米で遜色《そんしょく》はないのに、私よりひどいけがを負った選手がサッカーを続けられた一番の理由は、アメリカの選手は「サッカーを続けられるようなリハビリ」を、つまりリハビリありきの手術を行ったからだと考えられます。

リハビリ次第で、道をあきらめずに済む方法もあるのです。

大学、大学院とアメリカで勉強し、ドクターとして、トレーナーとしてトップアスリートのケアに関わるようになってから、私はよりいっそうはっきりと、そう実感することになりました。

日本にいると、痛みが生じたらすぐに薬を飲む、塗布する、病院に行く。そんなルートができあがっているように感じます。

ですが、本書でもお伝えしたとおり、**人間の体にはもともと、今の状態を維持しようとする働きが備わっています**。**その性質をうまく利用し、自らの手で痛みをやわらげ、予防することができれば、何も薬を買わなくても済みますし、病院に通う必要もありません**。

せっかくこの世に生まれてきたのですから、ぜひ1日でも長く楽しめるよう、自分で痛みをやわらげるアクティブ・ケアを実践してもらいたいと思います。

福島一隆・友広隆行

福島一隆（ふくしま・かずたか）

歯科医／銀座トリニティデンタルクリニック院長
東京都出身。東京医科歯科大学卒業後、数人の開業医のもとで研鑽を積み、1997年に歯科クリニックを開業。診療の傍ら、コロンビア大学、ニューヨーク大学などの様々なインプラントコースに参加し、研究を重ねている。また、神奈川県で開業している西川洋二先生（P.G.I. Club代表）に師事し、顎関節と噛み合わせが、体の不定愁訴と関連することを学ぶ。現在、20年間の研修と経験をもとに、顎関節・咀嚼筋・噛み合わせの調和を目指した歯科診療を行っている。
著書に、『あご筋をほぐせば 健康になる！』（アスコム）がある。

◆銀座トリニティデンタルクリニック　ホームページ
http://www.ginza-dental.co.jp

友広隆行（ともひろ・たかゆき）

カイロプラクティックドクター／株式会社トータルリハビリテーション代表、
株式会社BOND Company取締役、AUB株式会社取締役
兵庫県出身。高校卒業後、渡米。カリフォルニア州立大学フラトン校人体運動学部、南カリフォルニア大学健康科学カイロプラクティック科卒業。2002年、米大リーグ・ロサンゼルスドジャースでトレーナー（インターン）を務める。その後ロサンゼルスでクリニックを開業、元読売巨人軍のクロマティ氏が率いるジャパン・サムライ・ベアーズのチームドクター等を経て帰国。八王子でオーダーメイドのカイロプラクティックを施すトータルリハビリテーションを開業。頭痛、肩こり、腰痛から脳梗塞後の麻痺まで、様々な症状を持つ患者に向け、最終的には自ら痛みをとる「アクティブ・ケア」の啓蒙、普及に努めている。またスキャプラあざみ野荏田店では、チーフテクニカルオフィサーとしてパッシブ・ケアとアクティブ・ケアを融合させた独自のメソッドで、心と身体をストレスフリーにする指導を行なっている。Doctor of Chiropractic（ドクターオブカイロプラクティック）とNATA公認アスレティックトレーナーのダブルライセンス取得者。

◆トータルリハビリテーション　ホームページ
http://www.total-reha.com

◆スキャプラあざみ野荏田店　ホームページ
http://scapula.jp/

しつこい痛みを自分で改善!
1日1分ストレッチ

2018年2月26日　初版発行

著　者　福島一隆・友広隆行
発行者　野村直克
発行所　総合法令出版株式会社
〒103-0001　東京都中央区日本橋小伝馬町15-18
ユニゾ小伝馬町ビル9階
電話　03-5623-5121
印刷・製本　中央精版印刷株式会社

ISBN 978-4-86280-603-1
総合法令出版ホームページ　http://www.horei.com/